著 医学博士 白川太郎

「がん」の非常識

がんの正体がわかれば
末期がんでも懼《おそ》れず

産学社

はじめに——末期がんでも治る

末期がんでも治療で劇的に改善するということを、初めて目の当たりにしたのは7年ほど前のことです。谷口さんという、当時まだ20代前半の若い女性でした。

血液のがんの一つである悪性リンパ腫で、リンパ腫がすでに全身のリンパ節に転移していました。大学病院では「治療は難しい」と言われ、もともと谷口さんのご家族と私が知り合いだったことがきっかけで、私のクリニックに相談に来られたのです。

その頃の私は、京都大学を辞めて、英国オックスフォード大学時代に長年研究していた遺伝子解析の技術を応用し、がんの遺伝子検査の会社の立ち上げに携わっていたのですが、あることをきっかけに、その会社からいったん離れて、がんの遺伝子治療についてひたすら勉強していました。

遺伝子を調べて超早期のがんを診断する検査キットをつくったものの、ある人から、「もしその検査でがんがあるとわかったら、あなたは治療してくれるんですよね？」と聞かれたのです。「いいえ、私は治療をやっているわけではなく、このキットはあくまでも診断をするためのものです」と答えると、「あなたの検査キットでもし治らないがんだとわかったら、恐怖を味わいながら過ごさないといけないじゃないか。だったら、知らないまま過ごしたほうが幸せでしょう」とお叱りを受けました。

確かに、1センチの大きさのがんになるにはあと5年もかかるようなごくごく小さながんを発見できたとして、そのことが大きなストレスになって、がんが急速に進行してしまうということもあり得ます。ですから、先の言葉を聞いて、「それもそうだ」と思い、遺伝子検査の会社から離れて、がんの治療について勉強を始めたのです。

そんな矢先に、私のところに来られたのが、谷口さんでした。最初はご家族が相談に来られました。ちょうどその頃、私は海外の文献を読み漁っているなかで、悪性リンパ腫に効くとされている遺伝子治療薬があることを知っていたので、「使ってみましょうか」と提案すると、「ぜひ、お願いします」と。それで、ご本人にお会いしました。

初めてクリニックにいらっしゃったとき、谷口さんは、腕も足も顔もパンパンに腫れて、「痛い痛い」と泣き叫んでいました。リンパ腫で、全身のリンパ管がパンパンに膨れ上がっていたのです。皮膚に張り巡らされている神経も一緒に引っ張られて伸びているわけですから、相当に痛かったと思います。

歩くのも難しく、ご両親に抱きかかえられるようにしていらっしゃいました。遺伝子治療の点滴と注射を打とうにも、ただ座っているだけでも痛いのですから、針を刺すなんてもってのほか。「嫌だ、嫌だ」と涙を流して逃げようとするのを、申し訳ないのですが、看護師さんと3人がかりで注射させていただきました。

それから一週間後、再びクリニックを訪れた谷口さんは、嘘のように元気になっていました。腫れもずいぶんとよくなって、前回の泣き顔から一転して、ニコニコと笑顔を浮かべて、自分の足で歩いてこられたのです。合計3回の治療で、血液検査の値もすっかり正常値に戻りました。

それから7年もの月日が経った現在に至るまで、再発もせずに、元気に過ごされています。それどころか、その後、結婚されて、今は〝お母さん〟になりました。

ちなみに、谷口さんは遺伝子治療を受けた後、「もはや打つ手なし」と告げた大学病院の主治医のところに、元気になった姿を見せに行ってきたそうです。幽霊でも見るかのような目で見られたと、笑っていました。全身がパンパンに腫れて、もはや治療の術はないだろうと思っていた患者さんが元気になって現れたのですから、大学の先生方はさぞ驚いたことでしょう。

免疫治療を教えてくれた患者さん

この最初の患者さんが、予想以上に遺伝子治療が効いて元気になったことで、私の末期がんに対する治療は始まりました。抗がん剤中心のがん治療ではなく、「もっと他に良い方法があるはずだ」という想いを確信に変えてくれた患者さんです。

遺伝子治療のみから始まった末期がんの治療ですが、多くの患者さんの治療に携わるうちに、免疫治療や温熱療法も取り入れるようになりました。免疫治療を導入したのは、名古屋で免疫治療を受けていた患者さんが、私のところにいらっしゃったのがきっかけです。

その方から、「免疫治療を続けながら、先生の遺伝子治療や温熱療法もできますか？」と聞かれたものの、そのときの私には自信を持って答えることができませんでした。それで、その患者さんを通じて、免疫治療の草分け的存在である内藤メディカルクリニックの内藤康弘先生に連絡を取り、連携しながら治療を行うことにしました。

少し話はそれますが、私が京都大学の医学部生だった頃というのは、学生運動のまっさかりで、授業をまともに受けられる状況ではありませんでした。それでは毎日何をしていたのかというと、趣味の大仏巡りもしましたが、当時、京大の免疫学分野の教授だった桂義元先生の研究室に入り浸っていました。

というのは、医学部生時代に、「ＮＨＫ特集」というドキュメンタリー番組で、免疫細胞ががん細胞を捕えた動画を見て感動し、「免疫学について研究したい！」と熱望していたのです。その後、紆余曲折あり、免疫学の教室には残れませんでしたが、それでも医学部生時代に毎日免疫学の教室に通って研究の手伝いをさせてもらったことで、免疫学の基礎は身についていました。

そんなバックグラウンドがあったので、免疫療法のことを聞いて調べたときにも、「理に適っているし、よさそうだ」と判断できたわけです。

そうして始まった名古屋の患者さんの治療も、免疫治療のクリニックと連携を取りながら、良い結果を得ることができました。

以来、遺伝子治療と免疫治療、温熱療法という三つの方法を組み合わせて治療を行うようになったのです。

ステージ3、4でも3年生存率6割

2008年に長崎にクリニックを開業して末期がんの治療をはじめ、2013年からは東京に場所を移して、訪問診療を基本に末期がん治療を行っています。患者さんは全国に散らばっているので、往診カバンを持って全国をまわる毎日です。

これまでに500人を超えるがんの患者さんを診てきました。そのほとんどが、ステージ3、4の進行がん、末期がんと呼ばれるがん患者さんたちです。なぜ、進行がんや末期がんの患者さんばかりを診るのかというと、あとから詳しく書きますが、今のいわゆる標準医療では早期のがんの治療成績はいいけれど、進行したがんの治療成績は低いからです。私が医師になった1980年代と比べてもほとんど変わっていません。

がんが進行し、手術が行えなくなると、抗がん剤頼みの治療になります。この30年間で新しい抗がん剤はどんどん開発されていますが、それでも進行したがんに対する治療成績は思うように上がっていません。

治療の現場では、「もう手立てがありません」「これ以上、何もできることはありません」と匙を投げられて、行き場を失っている患者さんもいます。

進行したがんに対して、抗がん剤以外の治療法を確立し、世の中に広めたい。

これが、私が末期がん治療を始めた目的です。

長崎を拠点に治療を行った3年間の治療実績をまとめると、2年生存率は61・29％でした。その後、東京に場所を移してからのデータも含め、2014年9月までの治療実績をまとめたのが、左ページの表です。括弧内の数字がステージ3の患者さんですから、ほとんどがステージ4の患者さんです。全体の3年生存率は59・0％でした。長崎で治療を行っ

●**3年生存率実績**（平成26年9月1日現在）

病　名	治療数	生存数
脳腫瘍	4	2
甲状腺がん	5(4)	5
頭頚部がん	15(6)	8
肺がん	18	10
食道がん	5	3
胃がん	17	7
小腸がん	1	1
大腸直腸がん	23	11
肝臓がん	12	5
胆嚢胆管がん	8	4

病　名	治療数	生存数
膵臓がん	15	8
腎臓がん	2	1
膀胱がん	3	2
子宮がん	5	5
卵巣卵管がん	8	5
前立腺がん	10	10
乳がん	29	19
悪性リンパ腫	11	6
白血病	5	4
肉腫	4	2
合　計	**200**	**118**

ていたころの2年生存率に比べると若干落ちていますが、亡くなった患者さんのなかには、治療の途中で元の主治医のところに戻って抗がん剤治療を始めてしまった方も含まれています。もし、病院での抗がん剤治療に戻る患者さんがいなかったら、もう少し治療実績は良くなっていたかもしれません。

まだまだ「完全」には至りませんが、国立がんセンターや大学病院など、権威ある病院でのステージ3、ステージ4の治療成績に比べると、明らかな差があります。中途半端な数字とはいえ、大きな進歩と言えるでしょう。

本書で紹介する治療法は500人超の患者さんに支えられて築いたものです。なかには、私の力が及ばず、亡くなってしまった方もいます。

長崎を拠点に治療をしていた頃には、患者さんが亡くなったあと、お通夜と本葬には必ず出席させていただきました。ご家族の誰かしらから連絡を受けてうかがうわけですが、他の家族、親戚から「なにしにきたんだ？　お前のせいだ」「バカヤロー、帰れ」と怒鳴られたこともあります。

東京に拠点を移し、全国に患者さんが散らばるようになってからは、お通夜や本葬にはなかなかうかがえなくなりましたが、今も、初七日や四十九日が過ぎて少し落ち着いた頃に必ず顔を出すようにしています。

お線香を上げに行っているのですが、自分自身の反省のためでもあります。ご家族に会うと患者さんのことを思い出します。そして、どうして患者さんは亡くなってしまったのか、治療の何がいけなかったのか、もっとベターな判断はできなかったのか……と、毎回、振り返ります。また、ご家族から話を聞いて、最期はどうなったのかといった情報、データもいただかなければいけません。そうしたデータが次の患者さんの治療に必ず生きるからです。

これまで診させてもらった500人超の進行がん、末期がんの患者さんがいたからこそ、治療の内容は少しずつ改善されてきました。本書で紹介するのは、現時点でベストと思える治療法の組み合わせです。

この本が、治療に悩むがん患者さん、治せないがん治療に疑問を抱く医療者にとって一助となることを願っています。

目　次

はじめに――末期がんでも治る――3
免疫治療を教えてくれた患者さん――5
ステージ3、4でも3年生存率6割――7

第1章　三大治療で、なぜ末期がんは治らないのか？――19
末期がん治療は20年前から進歩していなかった――20
抗がん剤の落とし穴――リンパの中に届かない――22
周りのがん細胞は殺せても「がん幹細胞」は生き残る――26
WHOが出した幻の抗がん剤禁止令――29
がんは放置が一番？　近藤誠先生の功績――31
〝マニュアル医療〟の弊害――33
日本ではなぜ、まず手術を勧められるのか――35
早期がんと進行がんでは作戦を変えるべき――37

第2章　知っておきたいがんの本性――43

「悪性」と「良性」の違い――44

早期発見・早期治療の本当の意味――45

最初のがんは、なぜ生まれるのか？――46

がんの「転移」には四つの道がある――49

なぜ、がんは「再発」するのか？――52

見つかりやすいがん、見つかりにくいがん――54

がんの種類――上皮性がん・非上皮性がん、分化がん・未分化がん――57

がんの巧妙な手口①――エネルギーを横取りする――59

がんの巧妙な手口②――免疫細胞を味方につける――63

がんにも弱点がある――66

第3章　末期がんでは三大治療より、免疫・遺伝子・温熱療法の組み合わせ――69

抗がん剤に代わる治療――70

1 免疫治療 ――― 71
免疫細胞は体を守る警察組織 ――― 71
免疫療法には第一世代から第三世代まである ――― 72
なぜT細胞ではダメなのか？ ――― 75
フリーランスの殺し屋「NK細胞」 ――― 78
NK細胞は培養できない？ ――― 80
「数」の勝負か、「質」の勝負か ――― 82
免疫細胞は生きている限り、がんを食べてくれる ――― 87
2 遺伝子治療 ――― 88
遺伝子治療とは ――― 88
遺伝子の〝運び屋〟には二種類ある ――― 90
遺伝子治療薬は保険適用されるか？ ――― 93
遺伝子治療が効きやすいがん、効きにくいがん ――― 94
副作用で起こる発熱、免疫反応 ――― 95
遺伝子治療クリニックの選び方 ――― 97

3 温熱療法――98
温熱療法ががんに効く二つの理由――98
自宅でできる温熱療法――100
抗酸化陶板浴でがんと共存している患者さん――102
温泉やサウナでもいいの?――104
部分的に温めるのは逆効果――106
早期がんの標準治療との組み合わせ――108
手術のついでに、がんを直接狙って免疫・遺伝子治療――110

第4章 がん治療を変えた三つのサプリメントと安定ヨウ素水――113

なぜ、サプリメントなのか――114
99%のサプリメントは末期がんには効かない――116
1 腸内環境を整える「コッカス菌」――118
なぜ、腸内環境なのか?――118

100種類の中から選び抜いたコッカス菌——120
「腸内環境で免疫系が変えられる」という初の臨床研究——122
危篤状態だった患者さんが、歩いてトイレに行った——123

2 暴れるがん細胞を封鎖する「抗酸化ドリンク」——127
野口英世が考案した白金パラジウム——127
がんを覆い隠してくれる!?——129
抱きかかえられてきた患者さんが焼肉弁当を食べて帰った——130

3 活性酸素を中和するフコイダン入り水素水——131
水素水は200億円の大市場——131
水素は正しいが、多くの水素水が効かない理由——132
余命が短いすい臓がんに特に効く——135

4 がん細胞を攻撃する「安定ヨウ素水」——137
ヨードチンキはなぜ消毒に使われるのか——137
ヨードは万能?——141

食事療法は、言うは易し行うは難し――146
免疫細胞を助けるたんぱく質を補給する――148

第5章 余命を告げられても約6割治る――末期がん治療のプロセス――151

治癒の可能性がある人、ない人――152
〝お金〟の問題と、〝覚悟〟の問題――156
治療がうまくいく条件は三つ――157
お子さんに支えられて余命1カ月から始められた患者さん――160
治療の手順は「全身状態の把握→がん細胞の数の把握→治療の選択」――162
効果が現れる目安は3カ月――167
治療にかかる費用は？――168
がんと診断された時に受け取れる保険も――173
末期がんでも家で治療ができる時代に――175

第6章　2人に1人が、がんになる時代に知るべきこと──179

遺伝体質を抜きに予防法は語れない──180
安易な遺伝子検査に潜む危険──182
1割のがんは遺伝で決まる──184
予防手術の是非は20年後にならないとわからない──187
遺伝子検査で本当の早期発見が可能に──189
誰もが注意すべきは、毎日の食事に潜む発がん性物質と低体温──190

あとがき──195

カバーデザイン　若松隆（ワイズファクトリー）
本文ＤＴＰ　矢田秀一（フロンティア・クリエイト）
編集協力　橋口佐紀子

第1章

三大治療で、なぜ末期がんは治らないのか？

末期がん治療は20年前から進歩していなかった

がんの5年生存率は、がんの種類によっても違いますが、ステージ1なら9割ほど。ステージ2でも7、8割治ると言われています。ちなみに、「ステージ」というのは、がんの進行度を表す指標で、ステージ1からステージ4までの4段階で表したものです。数字が大きくなるほど、がんが進行しているということで、ステージ4がいわゆる「末期がん」と呼ばれる状態です。

「がん」と聞くと、怖い病気というイメージがあると思いますが、早期がんであれば、9割は治るのですから、そう恐れることはありません。

ところが、がんが進行し、ステージ3、ステージ4となると話は別です。ステージ3になると、5年生存率は5割程度に下がり、ステージ4では1~2割に一気に下がります。すい臓がんのように、5年生存率は数%という非常に予後の悪いがんもあります。

がんは治る病気になってきたと言われますが、それは早期がんに限った話。どんなに効果的な治療法も、がん細胞が増殖するスピードに勝てなくては治る見込みはありません。

「早期がん」と「末期がん」でなぜここまで結果に差があるのかというと、がん細胞が最初に発症した場所に留まっている早期がんでは、手術でがんを取り除くことができるのに対し、がん細胞が広がってしまった進行がん・末期がんの場合、手術では取り除けないので、抗がん剤を中心とした治療にならざるを得ないからです。

研修医1年目のころ、呼吸器外科で私が最初に担当した患者さんは、75歳の肺がんの女性でした。当時はアメリカから抗がん剤が入ってきて、「画期的な薬ができた！　これでがんは治る！」と希望を抱いていましたが、抗がん剤は効きませんでした。

続いて担当したのは32歳の肺がんの女性でしたが、この方にも抗がん剤は効きませんでした。二人の幼いお子さんが泣きながら見守るなかで、「先生、苦しい……」と私のシャツをぐっと掴んだまま亡くなられました。

それから1年ほど、何人もの末期の肺がんの患者さんを担当しましたが、残念ながら抗がん剤で治すことはできませんでした。そのたびにひどく無力感に襲われたことを、今でもよく覚えています。当時のことを思い返すと、抗がん剤を拒否されて家に帰られた患者さんのほうが、むしろ長生きをされたように思います。

そうした研修医時代の苦い思い出から、一度はがん治療への気力を失い、「救うには予防しかない」と、臨床をやめて研究の道に進んだのですが、「はじめに」で書いたような経緯から、再び末期がんの治療と向き合うことになりました。

20年振りに臨床現場に戻って、驚きました。私が抗がん剤を使ってがんの治療を行っていた20年前から、ほとんど進歩していなかったのです。早期に発見されたがんの治癒率は確かに上がりました。その点は、確実に進歩しています。ところが、転移・進行したがんについては、ほとんど有効な手立てがないまま。

早期がんは別として、進行したがんに対しては、手術・抗がん剤・放射線治療という、いわゆる三大治療以外の方法を考え、広く普及させなければいけない――。それが、末期がんの治療を始めるにあたって抱いた最初の目的です。

抗がん剤の落とし穴――リンパの中に届かない

どんながんでも、ステージ1という早期で見つかったら8～9割が治ります。ステージ1ということは、最初にがん細胞が発生した場所にまだ留まっている段階ですから、その部分を手術で取り除くか、放射線で焼き切るか、内視鏡で摘み取るかすれば、比較的容易に治療ができるからです。

ステージ2――がん細胞が近くのリンパ節にも存在する状態――でも、正常な組織まで含めて少し大きく手術で取り除くか、あるいは、広がりだしたがんを抗がん剤で叩いて小さくしてから手術で取り除くか、放射線で焼き切るかという方法が可能です。

ステージ1に比べて、手術で取り除く部分が少し大きくなる分、手術後のＱＯＬ（Quality of Life、生活の質）に与える影響は少し大きくなりますが、それでも、治療法を間違えなければ治癒率は決して低くありません。

ところがステージ3になって、がん細胞が原発巣（最初にがん細胞が発生した場所）と近くのリンパ節だけではなく、遠くのリンパ節にまで広がり始めると、かなり厄介になってきます。遠くのリンパ節まで手術で取りきることはできませんし、放射線も、すべての部位を対象にすることは難しい。そうすると、選ばれるのが全身治療である抗がん剤です。というよりも、標準治療のなかでできるのは、抗がん剤くらいしかないのです。

さらにステージ4になると、がん細胞がリンパ管を通って遠くの臓器や骨にまで広がっている状態ですから、原則として、手術も放射線も適応外。抗がん剤治療が行われるか、あるいは「打つ手なし」と言われて「治す医療」から、「痛みを取り除く医療」「穏やかな最期を迎える医療」に変わっていきます。

つまりは、すでに述べたように、ステージ3、4になってくると、標準治療のなかでできる治療は、抗がん剤くらいなのです。

ところが、白血病や悪性リンパ腫など、一部の抗がん剤が効きやすいがんを除いて、抗がん剤のみでがんを治すのは難しいのが現実です。特に私が専門としているステージ3、ステージ4の進行がん・末期がんは、経験上、抗がん剤はほとんど効果がないように思います。

国立がん研究センターが運営するサイト「がん情報サービス」でも、「化学療法（抗がん剤治療のこと）で治癒可能ながん」として挙げているのは、次の七つのみです。

●抗がん剤で治癒可能ながん

・小児の急性リンパ性白血病
・成人の急性骨髄性白血病と急性リンパ性白血病
・悪性リンパ腫
・精巣（睾丸）腫瘍
・卵巣がん
・絨毛性疾患（胎盤の外側の絨毛にできるがん）
・小細胞肺がん

（※国立がん研究センター「がん情報サービス」より）

これらのがんは治癒可能ということは、逆に言えば、これら以外のがんは「治癒できるとは言えない」ということです。

なぜ、抗がん剤が効きにくいのかと言うと、進行がんのほとんどは、体内のリンパを通ってがん細胞が転移するからです。体内に広がったがん細胞を漏れなく取り除こうと思ったら、リンパの中にまで抗がん剤を到達させなければいけません。しかし、肝心のリンパ管に抗がん剤は効きにくいのです。

リンパ管の中にまで抗がん剤を到達させるには、①血管を通して入れてリンパ管に送るか、②リンパ管に直接入れるか――の二通りしかありません。ところが、血管の性質は水に近い一方、リンパ管の性質は脂に近い。その両方に溶ける性質を帯びた抗がん剤をつくるのは、かなり難しいと思います。

通常の抗がん剤は血管の中に入って全身をめぐるため、ほとんどが水溶性です。だから末期がんで問題になるリンパ管には溶け込めず、リンパ管の中に潜むがん細胞にはあまり効果が期待できないのです。

では、「直接リンパ管に入れたらいいのでは？」と思いますよね。しかし、リンパ管というのは、血管と違って、非常に薄い膜なので、私たち医師でも触ることはできません。確実にリンパ管の中に入るように針を刺すという技術は、どんなに訓練しても身につけられないでしょう。

ということは、リンパ管に薬を届ける方法はまったくないのでしょうか。いいえ、ないわけではありません。

悪性リンパ腫という、リンパ管の中のみにがん細胞ができる病気があります。この悪性リンパ腫では、「CHOP療法」と言って、3種類の抗がん剤とホルモン剤を組み合わせた治療法がすでに確立されていて、とても良い成績をあげています。

悪性リンパ腫での前例がすでにあるのだから、リンパ管の中にまで届く薬を開発できないことはないと思うのですが、残念ながら他の抗がん剤ではありません。

周りのがん細胞は殺せても「がん幹細胞」は生き残る

抗がん剤には、もう一つ、重大な問題があります。それは、「がん幹細胞」の存在です。

これまでは、すべてのがん細胞が無限に増殖を繰り返していくと考えられていました。ところが、がん細胞のなかには、新しいがん細胞を生み出すことのできる〝親玉〟がいることがわかってきたのです。

たとえるならば、「女王蜂（＝がん幹細胞）」と「働き蜂（＝一般のがん細胞）」のような関係です。女王蜂が働き蜂を生産して、新しく生み出された働き蜂は一定期間分裂を繰り返して、ある程度経ったらピタッと分裂を止める。女王蜂はまた新しい働き蜂を生んで、その働き蜂はまた分裂を繰り返す……という具合に、働き蜂がどんどんどんどん増えていくわけです。

これまでは、女王蜂はいなくて一匹一匹の働き蜂が自分でコピーをつくっていけると考えられていたので、とにかく働き蜂を叩いて全滅させようと躍起になっていました。ところが、女王蜂がいるということは、この女王蜂を叩かない限りは分裂・増殖を止めることはできません。

この「がん幹細胞仮説」は、今、議論されているところですが、多くの研究者・医療者が納得しつつあります。仮説とはいえ、かなり有望な仮説です。

そして困ったことに、このがん幹細胞は抗がん剤が効きにくいのです。抗がん剤を投与すると、がん細胞は次々と死んでいくので、一見、がんがなくなったように見えます。しかし実は、女王蜂であるがん幹細胞は生き残っているのです。がん幹細胞が生き残っている限り、新しいがん細胞が生み出されてしまうので、がんを完全には殺せません。

なぜ、がん幹細胞は抗がん剤の攻撃をかいくぐって生き残るのかというと、固形がんの場合、他のがん細胞たちが防波堤をつくって守ってくれているからです。ちなみに固形がんとは、血液のがん以外のがんのこと。体の中の臓器や組織で、がん細胞が集まって塊をつくってできるがんのことです。

固形がんでは、働き蜂たちが女王蜂を取り囲むように防波堤をつくって、攻撃から守っています。女王蜂は、頑丈な鎧を着ているようなものです。だから、抗がん剤で攻撃をしても、働き蜂ばかりが死んで、鎧の中にいる女王蜂までは届かないのです。

一方、白血病や悪性リンパ腫といった血液のがんの場合、ばらばらのがん細胞がうようよと浮いているような状態なので、女王蜂だろうと働き蜂だろうと関係なく攻撃を受けて、バタバタと死んでいきます。だから、血液のがんには抗がん剤が効くのです。

働き蜂たちが命を懸けて女王蜂を守っている固形がんの場合、鎧をすべてどけるか、なんとか鎧の中にかいくぐって攻撃するかという2パターンしかありません。しかし、鎧になっている働き蜂を全部どけなければ攻撃が中に届かないのであれば、かなり至難の業です。鎧をすべてどけるということは、全滅させることができる濃度の抗がん剤を体内に入れるということ。それでは、がんが全滅する前に、患者さん自身が死んでしまいます。

なんとかして、全滅させなくても働き蜂たちのブロックをかいくぐって侵入することができればいいのですが、現状、その方法は見つかっていません。

先ほど、抗がん剤は水溶性だから脂に近い性質を持つリンパに溶けず、リンパ管に残ったがん細胞には効かない、と書きました。ところが、もしこの水溶性と脂溶性の問題をクリアする抗がん剤を開発できたとしても、がん幹細胞まで届くかどうかわからない状態では、本当に効くのか疑問が残ります。

また、抗がん剤を使えば、必ず薬剤耐性ができるという問題もあります。たとえば、ある抗生物質を使い続けていると、次第に効かなくなっていきます。それは、細菌が、その抗生物質に抵抗する力を獲得してしまうからです。これと同じことが抗がん剤でも起こります。

私のクリニックには、「最初は抗がん剤が効いていたのに、次第にまったく効かなくなってどうにもならなくなった……」という患者さんがよくいらっしゃいます。それはまさに、残ったがん細胞が抗がん剤に対する薬剤耐性を獲得してしまったのです。この薬剤耐性の問題も、抗がん剤でがんを縮小する（がん細胞の数を減らす）ことはできても、完治することができない理由の一つです。

ＷＨＯが出した幻の抗がん剤禁止令

あまり知られていませんが、２０１４年5月、世界保健機関（ＷＨＯ）が「抗がん剤治療は中止すべき」という趣旨の勧告をホームページに出しました。ＷＨＯ内の化学療法審議会が、議論の結果、「ほとんどの抗がん剤は固形がんには無効だ」という結論を出して、その内容をまとめたレポートをホームページに掲載したのです。

WHOが発表したのですから、かなり影響は大きいはず。ところがなぜ、あまり知られていないのかというと、ホームページに掲載されたのはたった半日だけだったからです。おそらく化学療法審議会が独断で掲載したのでしょう。

それでもWHOのホームページに掲載された直後に、世界中のニュースサイトでトップニュースとして紹介されましたが、日本時間では夜中の出来事でしたから、朝になったらもうホームページから姿を消していました。真相は謎に包まれたままですが、WHOですら、そんな発表をしても不思議ではない状況になっています。

日本でも、抗がん剤に対する報道は少し変わってきました。ほんの一年ほど前まで、NHKは「分子標的薬がつくられて、抗がん剤は飛躍的に進歩している」といった光の部分ばかりにスポットを当てていました。ところが、「抗がん剤ではがん幹細胞を叩けなかった」といった実験データを紹介しながら、間接的に「抗がん剤ではがんを治せない」とにおわせるようになりました。それに連動するように、さまざまな雑誌でも、「抗がん剤では治らない」という記事がたくさん取り上げられています。

ただし、だからと言って、抗がん剤を全面的に否定すべきではありません。抗がん剤は一切使うべきではない、という話ではないのです。

現に、前述したように国立がん研究センターも、白血病や悪性リンパ腫などのがんは「抗がん剤で治癒可能」とちゃんと言っているわけです。ところが、抗がん剤が効くタイプのがんの患者さんまで、抗がん剤治療を拒否して、食事やサプリメントで治そうとして亡くなったという話をときに耳にします。

私のクリニックにもそうした患者さんが来られることがあります。せっかく抗がん剤が効くことがわかっているのだから、「抗がん剤で治療をしたほうがいいんじゃないですか」となんとか説得しようとするのですが、なかには、早期の白血病、悪性リンパ腫であっても頑なに拒否されて抗がん剤を受け入れない方がいます。それは非常にもったいない。「抗がん剤は効かないから、絶対に使わない」という、ゼロか100かという考え方ではなく、正しく情報を捉えてほしいと思います。

がんは放置が一番？　近藤誠先生の功績

最近では、100万部を超えるベストセラーになった『医者に殺されない47の心得』（アスコム）や『がん放置療法のすすめ』（文藝春秋）などで有名な近藤誠先生の本の影響も大きいようです。「近藤先生の本を読んだら、何もしないほうがよいと書かれていたので」と、本当に何の治療もせずに亡くなっていった方を何人も見聞きしています。

近藤先生の本に書かれているのは、がんには転移能力のある「本物のがん」と、転移能力のない「がんもどき」があって、「本物のがん」なら見つかった時点で他の臓器に転移しているから治療をしたところで治せない、「がんもどき」は放置しても死ぬことはないから治療する必要はない——ということ。

この近藤先生の説明を信じれば、結局のところ、「本物のがん」も、「がんもどき」も治療したって意味はなく、がんと言われたら放置が一番ということになります。それが、近藤先生が提唱する「がん放置療法」です。

亡くなったら「それは本物のがんで、最初から助かる見込みはなかったんだから、まあ、あきらめて」なんて言われても、誰もあきらめられません。本当のがんでも、手術で取り除いて助かる人はいくらでもいるわけですから。手術で治った患者さんは、「がん放置療法」では、「がんじゃなかったんだね。誤診だったんだね」ということになるのでしょうが。

私は、近藤先生の功績は、「三大治療が絶対ではない」ということを強烈な鉄槌《てっつい》をくだして世に広めたことだと思います。手術、抗がん剤、放射線治療以外にも治療法はあって、他の選択肢を考える必要もあるかもしれないと、患者さんたちを目覚めさせたことは絶大な功績でしょう。ただ、「標準治療を止めたはいいけれど、何をしたらいいんですか?」という当然の疑問に対する答えが、「何もしないで放置するだけ」では、ただ死を待つようなものです。

「いろいろな選択肢があるから、患者さんも考えなければいけませんよ」と気づかせてくれたことは大きいけれども、長い目で見れば、近藤先生の本がベストセラーとなった前と後では治療成績はまったく変わらないかもしれません。

〝マニュアル医療〟の弊害

三大治療が絶対ではない——。「標準治療」「ガイドラインに則った治療」と言うと、一見、とても正しいように思われます。もちろん、標準治療やガイドラインの内容を知っておくことは必要でしょう。しかし、患者さんは一人ひとり違うのですから、そのうえでどう匙加減を加えるか、よりベターな選択を取るか、が大事です。

世の中には三大治療以外の治療法が山ほどあります。山ほどありすぎて、どれが効いて、どれが効かないのかがわかりにくいほどです。

わかりにくいから、日本のほとんどの病院ではすでに「いいだろう」と言われている標準治療（三大治療の組み合わせ）しか行われません。特に、大学病院などの大きな病院ほど、基本的にはマニュアル診療優先ですから、ガイドラインの域を出ないケースが多いのです。その背景には、医療者自身や病院側の「起こる結果に対して責任を取りたくない」という保身も見え隠れします。

治療の結果、どんな結末を迎えても、ガイドラインに則った治療を行っていれば、治療者が非難されることはありません。「ガイドライン通りに治療をしたのに、どうして私が非難されなければいけないんですか」という言い訳を与えてくれるわけです。

逆に、もしも標準治療以外の選択肢を取った結果、良くない状態に陥ったら、どうなるでしょうか？　当然、「お前の責任だ」と責められるでしょう。それはその通りです。そして、責められたくない気持ちもわかります。人の命がかかっているのですから、商品のように「壊れていたので、取り替えますか」なんてわけにはいきません。

私は、3章、4章で詳しく紹介する通り、三大治療以外の治療法を組み合わせて、三大治療では治癒率が極めて低い末期がんの患者さんの治療を行っています。これらは、実際にいろいろな治療法を試させていただき、試行錯誤した結果、信頼性が高くて「これならお勧めできる」と確信が持てた治療法です。

それでも、残念ながら亡くなってしまって、あとから親族の方に「嘘つき、治すって言ったじゃないか」と怒られたこともあります。それは非常につらいことです。申し訳ないと思います。ただ、自分の力が及ばなかったことは認めますが、後ろ指を指されるようなことは決してしていないという自負は持っています。だから、医師として診療を続けられるのです。

標準治療のことに話を戻すと、マニュアルに頼って責任を取りたがらない傾向は、医者に限ったことではありません。一般企業でもマニュアル化を進めたら、マニュアルにあることしかやらなくなったなんて話を聞きます。

治療結果が良い早期がんはいいとして、治癒率の低い末期がんはマニュアル以外の方法を考えるべき。少なくとも今のマニュアルは合っていません。「三大治療が絶対ではないんだ」と世の中に訴えた近藤先生の登場は、患者さんたちがそのことを考えるよいきっかけになったと思います。

日本ではなぜ、まず手術を勧められるのか

がんの標準治療と言えば、繰り返しになりますが、手術と抗がん剤治療と放射線治療です。そして、早期がんの場合、たいていはまず手術を勧められます。特に日本は、海外に比べて手術が第一選択肢とされることが多い。

なぜ、日本の医師はまず手術を勧めたがるのかというと、実は、日本のがん治療は胃がんをベースに考えられたという経緯があります。

現在、がんの罹患数は、男性で最も多いのが胃がん、女性では乳がんですが、昔は男女

ともに圧倒的に多かったのが胃がんでした。しかも、胃がんは手術が非常に有効だったので、「がん治療と言えば、手術」という構図ができあがったのです。そのため、今でも何かと言うと手術を勧めたがる病院や医者が多いわけです。

海外では、手術ではなく、放射線治療を第一選択肢とするがんも、結構多くあります。「放射線のみ」「放射線＋手術」「放射線＋抗がん剤＋手術」で比較したところ、「放射線のみ」でも治療成績にほぼ差がなかった、あるいは若干低いものの、副作用が非常に少なかったので、第一選択肢として放射線治療が認められたがんが、いくつかあるのです。

データの取り方が恣意的ではないか、海外のデータが日本人にも適用されるかといった懸念はあります。しかし、「がん＝手術」とは限らないということは知っておいて損はありません。

また、日本で手術が多く、放射線治療が少ない背景には、医者の間の暗黙のヒエラルキーも関係しているのでしょう。日本では、内科、外科に比べて、放射線科医の評価が低いのです。暗黙の身分制度とでも言うのでしょうか。だから、放射線科医のなり手も少ない。その結果、日本では放射線科医ががんの患者さんの主治医になることすらありません。

こうした暗黙の身分制度は、実は、転移や再発したがんの治療で複数の診療科の医者が連携しながら治療を行う際に、スムーズにいかない原因になることもあります。

早期がんと進行がんでは作戦を変えるべき

私はステージ3や4、つまりは進行がんや末期がんと診断された患者さんの治療を専門に行っています。これらのがん患者さんを対象にしているのは、繰り返しになりますが、早期がんと末期がんでは標準治療による治療成績が大きく違うからです。標準治療では治療成績が低いがんの患者さん、あるいは「もう治療法がありません」と言われた方が、私のクリニックに来られる主な患者さんです。

ステージ1や2であれば、保険診療の範囲内でほぼ大丈夫でしょう。ですから、早期がんの患者さんが相談に来られたときには、「病院の主治医が提案する方法でいいと思いますよ。自由診療でお金をかけてやる必要はないと思いますよ」と、率直にアドバイスしています。

たとえば日本人に最も多いがんの上位四つ（胃がん、大腸がん、肺がん、乳がん）について、早期がん（一定の範囲でとどまっているがん）の段階で発見した場合の治癒率を見てみましょう。

・胃がん……………………96・0％
・大腸がん（結腸がん）……97・3％
・大腸がん（直腸がん）……95・0％
・肺がん……………………77・2％
・乳がん……………………98・2％

（※国立がん研究センター「がんの統計'13」より）

上位四つのがんのうち、肺がん以外の三つは9割を超えています。ここで、なぜ肺がんだけが治癒率が低いのかというと、「肺がんは早期発見が難しい」ということが関係しています。

肺には、多くの血管やリンパ管の影が集中しているため、がんの影が見落とされやすいのです。たとえば、肺がん検診として身近なレントゲンでは早期の肺がんを発見しにくいのが現実です。

また、血管やリンパ管が密集しているということは、それだけ転移しやすい環境でもあります。発見しにくく転移しやすいという特徴を併せもってしまった肺がんは、早期発見と思われた段階で、実はすでに小さながん細胞が転移しているケースが多いのです。

肺がんが、早期がんに限っても他に比べて治癒率が低いのは、早期がんと診断されたもののなかに、実際は本当の意味では早期がんではなかった（すでに転移していた）ケースが含まれているから、と私は考えています。

いずれにしても、ステージ1であれば多くのがんでは9割以上の治癒率が見込めます。ステージ2では少し下がりますが、それでも5年生存率は7～8割ほどです。

7～9割の治癒が見込めるのなら、保険診療で経済的な負担も少ない治療を選ぶほうが理に適っているでしょう。もしも治療によってＡＤＬ（日常生活動作）が極端に悪くなるなら話は別ですが、ステージ1、ステージ2の早期のがんであれば、がん細胞は広がっていないのですから、手術で臓器を大きく取り除くということはまずありません。

もちろん、セカンドオピニオンを求めることは大切です。手術を提案されたけれども手術の方法に納得いかなかったり、放射線治療を優先したい、手術の前に抗がん剤治療を行うべきか……など迷ったら、主治医に紹介状を書いてもらってセカンドオピニオンを求めてください。

「『セカンドオピニオンを受けたい』とは主治医に言いにくい」とおっしゃる患者さんもいますが、今はがん治療の前にセカンドオピニオンを受けるほうが当たり前です。もし、主治医がセカンドオピニオンのための紹介状を書くのを嫌がるようなら、その医師は命を託す医師としてはお勧めできません。セカンドに限らず、サードオピニオンを求めたっていいのです。その点、がんは、悩む時間のある病気です。

一方、ステージ3、ステージ4と診断された場合は、より慎重に治療法を考えるべきです。もっと言えば、三大治療のみに頼っていては難しいので、この後の章で紹介するような治療法も検討に入れていただきたいと思っています。

先ほど早期がんの治癒率を紹介した四つのがんについて、ステージ3、ステージ4ではどうなのか、見てみましょう。

・胃がん　……ステージ3の治癒率：44・6％　ステージ4の治癒率：7・5％
・大腸がん　…ステージ3の治癒率：76・1％　ステージ4の治癒率：15・0％
・肺がん　……ステージ3の治癒率：21・4％　ステージ4の治癒率：4・9％
・乳がん　……ステージ3の治癒率：74・8％　ステージ4の治癒率：35・0％

（※全国がんセンター協議会「全がん協加盟施設の生存率協同調査」（2001年～2003年全症例）より）

見ておわかりの通り、早期がんに比べると、ステージ3でもガクッと下がってしまいます。特に末期がんと言われるステージ4になると、1割を下回ってしまうがんも出てきます。これらは、手術、抗がん剤、放射線治療という標準治療の範囲内で行った治療の結果です。

ですから、末期がんでは、作戦を変えるべきなのです。末期であるステージ4だけではなく、ステージ3も含めたのは、ステージ3でも三大治療では治癒率が低いということに加え、ステージ3と4の区別が画像診断では難しいことも理由です。

つまり、がん細胞が離れたリンパ節に存在するだけなのか、他の臓器にも存在するのかという区別は付きにくいのです。ステージ3と言われていたのに、手術をしてみたら、他の臓器にも転移していて、ステージ4だった……ということはよくあります。

私のクリニックで行っているのは、免疫治療、遺伝子治療、温熱療法の三つの療法、そして全身状態改善のサプリメントの四つです。これらの治療法については3章以降で詳しく説明しますが、その前に、がん治療は情報戦でもありますから、そもそもがんとはどんな病気なのか、しっかり把握しておきましょう。がんについてきちんと知っておくことは、治療法を選ぶうえでも、主治医と話をするうえでも不可欠です。

第2章

知っておきたいがんの本性

「悪性」と「良性」の違い

「悪性腫瘍」「悪性新生物」――。

これらはどちらも「がん」の別名です。

「腫瘍」とは、細胞が勝手に、異常に増えて塊になったもののこと。腫瘍には「悪性」と「良性」があります。よく「精密検査の結果、良性でした」などと言いますよね。良性であればその場にとどまって大きくなるだけなので、放っておいても基本的には問題ありません。

一方、悪性の場合、周囲の組織を壊しながら入り込んで広がっていったり（これが「浸潤」）、離れた他の臓器にまで飛び移ったり（これが「転移」）します。つまり、浸潤や転移をするかどうかで、良性か悪性かが分かれ、浸潤や転移をする腫瘍のことを悪性腫瘍、がんと呼ぶわけです。

悪性新生物という名前は、生体の命令に従わず、無限に増殖し、生まれ育った臓器や組織（原発巣）を勝手に離れて、遠くの臓器に転移するさまが、まるで意志を持った別個の生物のようだから。がんは、自分の体の中にできるのだから自分の一部でもあり、コントロール不能という意味では〝異物〟でもあります。

早期発見・早期治療の本当の意味

1センチのがんができあがるまで、どのくらいの時間がかかると思いますか？
がん細胞は、1個が2個に、2個が4個に、4個が8個に……と、時とともにどんどん細胞分裂を続けていきます。そして、1センチのがんには、およそ10億個のがん細胞が集まっています。

がんがこの大きさにまで育つのにかかる時間は、部位にもよりますが、早くて5年、遅ければ20年です。ですから、若いうちにがんが発症することはあまりありません。がんにかかる人が50代くらいから増えてくるのは、がん細胞ができてから、がんが見つかる大きさになるまでにはそこそこ時間がかかるからなのです。

では、この1センチのがんが、倍の2センチ、その倍の4センチのがんに成長するのにかかる時間は？　お気づきかもしれませんが、そんなに時間はかかりません。がんの種類にもよりますが、数カ月です。倍々ゲームで増えているのですから、元の数が多ければ、その倍になるのにたいして時間はかからないからです。

しかも、1センチから2センチに見た目の大きさが2倍になったということは、その塊を構成するがん細胞の数はもっと増えています。「縦・横・高さ」がそれぞれ2倍になったと考えると、実は8倍に。ただし、実際は四角ではなく球状に増えていくので、もう少し数は少ないのですが、それでも1センチですでに10億個のがん細胞が集まっていて、それが2センチになったら……。かなりの数になるのは想像の通りです。

こうなってしまっては、お手上げに近い状態。がん細胞の増殖のスピードに勝てなくては、治る見込みはありません。

ですから、早期発見、早期治療が大事なのです。放置している場合ではありません。

最初のがんは、なぜ生まれるのか？

1センチのがんができあがるまでにはそれなりの時間がかかること、でもその1センチのがんが2センチのがんになるにはそんなに猶予はないことはわかった。そうすると、次に気になるのは、「そもそも最初のがんはどうやって生まれたの？」ということでしょう。

実は、健康な人の体のなかでも、毎日、3000～5000個の「がん細胞の元」が生まれています。どういうことかというと、私たちの体を構成する約60兆個の細胞は、日々、細胞分裂を繰り返しています。ところが、紫外線や放射線、化学物質、ウイルス、ストレス、活性酸素など、無数の「発がん因子」によって、細胞の遺伝子が傷つけられると、細胞分裂の際にコピーミスを起こしてしまうのです。そのコピーミスの結果、毎日、3000～5000個ぐらい、「発がん遺伝子」が作動した細胞が生まれてしまいます。

この発がん遺伝子とは、細胞を増殖させる「アクセル」役です。このアクセルが不必要にオンになったままの細胞が、コピーミスによって生まれてしまうのです。ただ、この段階では、まだがん細胞ではありません。これは「異形成」と言われる状態。つまり、正常な細胞から変異した、普通でない形の細胞ということ。

この異形細胞は、「どんどん増えろ！」というアクセル（発がん遺伝子）がオンになったままですから、異形を保ったまま、分裂して増殖しようとします。しかし、体内には「ブレーキ」役の遺伝子もちゃんと備わっています。がん細胞の分裂を止める役割の「がん抑制遺伝子」が、「あなたは正常細胞ではないから、分裂してはダメ！」と命令して、細胞の分裂を止めて、発がん遺伝子を正常な遺伝子に修復してくれるのです。

ですから、異形成の段階であれば、まだ元に戻れるということ。必ずしもがん細胞になると決まったわけではなく、食事や生活習慣の変化など、何らかの要因で正常細胞に戻ることが往々にしてあります。

ちなみに、時には早期がんが見つかっても自然に縮小して消えることがあります。これは、異形成が元に戻るのと同じような働きが体内で起こっている可能性が十分に考えられます。

ところが、困ったことに、ブレーキ役のがん抑制遺伝子の働きを邪魔したり、異形細胞の分裂を応援する「発がん促進因子」も多数存在するのです。たとえば、血液や体液中に存在する活性酸素、過酸化脂質、化学物質、有害毒素などが、その代表です。

これらの発がん促進因子のせいで、がん抑制遺伝子の働きが邪魔されると、ブレーキが壊れた状態になってしまいます。そうして、異形細胞は、ブレーキ役が止めるのを振り切って、分裂を繰り返し、増殖していくのです。ここまでくると、もう立派ながん細胞の出来上がりです。無限に増殖する機能をほぼ備えられる程度に、遺伝子情報が変異しています。

しかし、ここで独り立ちしたがん細胞を取り締まる「警察組織」が体内にはちゃんとあります。それが、「免疫細胞」の集団です。

がん細胞を発見すると、異物を察知して食べてくれる「マクロファージ」、異常な細胞を見つけて攻撃を仕掛ける「攻撃型T細胞」、体内をパトロールして異常な細胞を見つけて殺す「NK（ナチュラルキラー）細胞」などの屈強な警察官たちが、がん細胞を攻撃して、一つ残らず退治してくれます。警察の交通取り締まりのようなものですね。

こうして、毎日、新たに生まれてくる異形細胞、がん細胞と、5000勝0敗の闘いが繰り返されているのです。

ところが、この5000勝0敗が、あるとき崩れてしまうことがあります。がん細胞のなかでたった一つだけ、警察組織（免疫）をだまして、「違法改造車」と見破られない外見を持つことに成功したがん細胞が生まれてしまうのです。一度、だますことに成功すると、体の中で大幅な法改正が行われない限り、基本的には二度と免疫細胞に退治されることはありません。なぜなら警察は、この違法改造車を「違法」だとは思っていないからです。そうして警察組織の取り締まりを運よくすり抜けたがん細胞は、時間をかけてゆっくりと成長していきます。ここから先はすでに説明した通りです。

がんの「転移」には四つの道がある

増殖して大きくなったがんは、いずれ元いた場所（原発巣）を離れて、体内の別の臓器や組織に飛び移ります。がんという病気が怖いのは、無限に増殖することと、この転移があるからです。

ちなみに、転移したがん細胞は、原発巣にできたがん細胞と同じ特徴を持ちます。たとえば、乳がんが肺に転移したとしましょう。転移した先にできたがん細胞は、肺がんの細胞ではなく、乳がんの細胞です。ですから、転移して肺にできても、進行の速い肺がん細胞ではなく、進行が比較的緩やかな乳がん細胞と同じ特徴を持っています。

ところで、がん細胞はどうやって転移していくのでしょうか？　転移という現象には、大きく四つのパターンがあります。

①血行性転移

原発巣にいたがん細胞が、血液の流れのなかに入って、全身の他の部分に移ること。この場合、抗がん剤がよく効きます。ほとんどの抗がん剤は水溶性なので、血液中を移動するがん細胞にはかなり効果があるのです。白血病などの血液のがんに対して抗がん剤がよく効くのは、同じ理由です。

②リンパ行性転移

原発巣にいたがん細胞が、周囲のリンパ管に入り込み、リンパの流れに乗って移動し、近くのリンパ節から遠くのリンパ節まで広がっていくこと。実は、厄介な転移の実態は、ほとんどがこのリンパ行性転移であると考えられています。

本来、リンパ管のなかは免疫の巣なので、異物が入り込んでもすぐに退治されてしまうはずです。ところが最近の研究では、がんが転移する際、免疫細胞の司令塔である「樹状細胞」や攻撃役の「攻撃型T細胞」の働きが低下していることがわかっています。また、ほとんどが水溶性である抗がん剤は、大部分が脂で占められているリンパ管が苦手ということはすでに説明した通りです。

③播種《はしゅ》性転移

種をまくようにがん細胞が散らばっていくことです。人の体のなかには、「胸腔《きょうくう》（肺のあるところ）」と「腹腔《ふくくう》（消化器や肝臓のあるところ）」の二つのすき間があります。これらの体腔に面した臓器にできたがんが増殖し、体腔内に落ちて、その内面に種をまくように広がっていくのが、播種性転移です。

これはあまり多くはありませんが、胃がんや肺がんなどではよく見かけられます。胃がんの場合、大きくなったがん細胞が胃壁をつき破って、腹膜に広がっていく「腹膜播種」、肺がんの場合、胸膜を破って胸膜の表面にがん細胞が散らばる「胸膜播種」があります。

④浸潤《しんじゅん》

通常、「浸潤」と「転移」は別のものとして扱われますが、原発巣から隣接した臓器へ漏れ広がっていく「浸潤」も、転移の一つと言えなくもありません。①～③の転移と違って、全身に広がっていく怖さはそれほどありませんが、重要な臓器に隣接する場合は、一大事です。たとえば、すい臓から近くの十二指腸や胆のう、肝臓などへの浸潤は、非常に恐ろしい場合があります。

なぜ、がんは「再発」するのか？

がんの治療成績については、一般的に「5年生存率」が使われます。5年生存率とは、治療から5年後に生存している割合のこと。そう聞くと、「5年しか生きられないの？」と思うかもしれませんが、そうではなく、「治癒」とほぼ同じ意味で使われています。

がんが見つかって治療（多くは手術）をしてから5年間、再発しなかったということは、がんが治ったも同然だからです。なぜなら、がんが再発する場合、ほとんどが3～5年以内なのです。ただし、乳がんの場合はちょっと長く、10年～20年再発しないことが治癒の目安になります。

ところで、がんはなぜ、再発するのでしょうか？　がんが再発しやすい理由は、がんが生まれるメカニズムに関係しています。

まず、がんが生まれる原因である、細胞の遺伝子の傷は、紫外線や化学物質、ウイルス、ストレス、活性酸素などによって引き起こされるものでしたよね。つまり、患者さん本人の生活習慣に原因があります。しかし、その患者さんの生活習慣のなかの何が、がんを引き起こす重要な原因なのかははっきりしません。複数の要因が重なって起こっていることも多々あるでしょう。

しかも、生活のなかで避けられないことが多く、がんを引き起こした悪い生活習慣を完全に取り除くことは難しい。生活習慣を多少改めたとしても、がんにかかる前とまったく違う生活にはそうそうなりません。そうすると、再発する可能性もやっぱり残るのです。

また、がんという病気は、がん細胞が目に見えないミクロの単位で体中に存在している全身病です。がんを発病したということは、10年以上の歳月をかけて、体内でがん細胞を育んできたということ。たとえ、がんの塊を手術で取り除いたとしても、体の中のどこかに目に見えない小さながん細胞が残っている可能性は非常に高いのです。

そのため、がんは再発しやすいのですが、再発したがんの治療は、最初の治療よりも厄介になるケースが多い。なぜなら、再発したがんは、初回の手術や放射線治療、抗がん剤治療に耐えて生き延びた手ごわい少数のがん細胞が、再び分裂・増殖を繰り返して勢力を盛り返してきたものだからです。最初の治療で、治療に対する耐性が備わっているため、一筋縄ではいきません。今度はそう簡単には死んでくれません。ですから、再発は怖いのです。

だからこそ、手術でがんを取り除いても「治った」と安心せずに、がん細胞を増やさないような体質改善、生活改善にできる限り努めることが大事。そして、再発を防止する体質や生活習慣に改善できたかどうかを判断する期間の目安が、およそ5年ということです。

見つかりやすいがん、見つかりにくいがん

転移のところで、転移したがん細胞はもともとの原発巣でできたがん細胞と同じ特徴を持つ、と書きました。つまり、どこの臓器にできるかによって、がん細胞の性質は変わるということです。なぜなら、がん細胞に変わる前の正常細胞の段階で、それぞれ性質が違うからです。

たとえば、胃の粘膜の細胞と肝臓の細胞、骨の細胞では、一つひとつの細胞の寿命が大きく違います。胃の粘膜の細胞は2、3日の寿命ですが、肝臓の細胞は5カ月ほど、骨の細胞にいたっては10年もの細胞があります。もともとは同じ一個の受精卵から始まった細胞ですが、人体を形成する段階でそれぞれの細胞にどんどん分化し、ある臓器の細胞におさまったときには、寿命も働きもまったく違う細胞になっているわけです。

がん細胞だって、これだけ大きく違う細胞が変異してできあがっているのですから、違う性質を帯びるのは当たり前でしょう。がん細胞になる前の性質、たとえば細胞の寿命とか、必要なたんぱく質を作り出すスピードとか、刺激に対する耐性とか、いろいろな部分がまったく違っています。

そのため、抗がん剤が効きやすいがんもあれば効きにくいがんもありますし、分裂や増

殖の速いがんもあれば、遅いがんもあります。そして、治りやすいがん、治りにくいがんという違いもあります。ステージ1の早期がんからステージ4の末期がんまですべてのステージを含めた、部位別がんの治癒率は左表の通りです。

●がん種別の5年相対生存率

病　名	男　性	女　性
胃がん	64.2%	61.5%
大腸がん	70.3%	67.9%
乳がん	–	89.1%
前立腺がん	93.8%	–
肺がん	25.0%	41.0%
肝臓がん	28.7%	26.2%
すい臓がん	7.1%	6.9%
悪性リンパ腫	54.9%	63.1%
子宮がん	–	75.0%
胆のう・胆管がん	22.5%	19.9%
腎・尿路がん	66.9%	63.3%
食道がん	32.3%	41.3%
膀胱がん	76.5%	64.4%
皮膚がん	88.8%	93.0%
口腔・咽頭がん	51.7%	60.2%
甲状腺がん	87.0%	93.7%
白血病	35.4%	39.8%
卵巣がん	–	55.0%

※「地域がん登録によるがん生存率データ（2003年～2005年診断例）」より

前立腺がんや甲状腺がん、皮膚がんのように、早期がん～末期がんまで全ステージのがんの平均でも9割以上の治癒率があるものもあれば、すい臓がんのように一桁台のものもあります。

どんなものが治癒率が高いのかという傾向を考えると、5ミリ～1センチといった小さな腫瘍ができ始めたときに気づきやすい場所、つまりは外部にあって目立ちやすいとか、異物があることを敏感に感じやすい部分にできたがんは、比較的、治癒率が高くなっています。

たとえば、甲状腺がんは喉の部分にできるがんですから、しこりや膨らみができれば見た目にも気づきやすい。周りの人から指摘を受けて気づくこともあります。皮膚がんも同様です。

逆に、体の奥にある臓器にできるがんは、早期発見が難しい分、治癒率も低くなります。すい臓がんの治癒率が低いのは、まさにそのためです。すい臓は、胃の裏側に隠れているため、早期の発見・診断が難しく、見つかったときにはすでに進行していることが多いのです。

がんの種類――上皮性がん・非上皮性がん、分化がん・未分化がん

がんができる臓器による違いのほか、
・「上皮性がん」と「非上皮性がん」
・「分化がん」と「未分化がん」
という違いもあります。

●「上皮性がん」と「非上皮性がん」

「上皮性」か、「非上皮性」かは、がんができる場所による分け方です。

がんは通常、臓器の表面にできます。これが、上皮性がん。また、上皮にできたがんのなかでも、分泌機能にかかわる「腺組織」、胃・大腸・肝臓・すい臓などから発生したがんのことを、「腺がん」と言います。腺がんは、がん細胞が血流に乗って広がりやすいため、浸潤や転移をしやすいという特徴があります。

一方、臓器の表面（上皮）以外にできるがんが、「非上皮性がん」です。骨や軟骨、脂肪組織などのがん（これを「肉腫」と言います）や白血病など血液のがんが含まれます。

一般的に、上皮性がんに比べて、非上皮性がんは若い人に発症しやすく、また、がん細

胞の分裂が速いのが特徴です。しかも、非上皮性がんは、上皮性がんに比べて発見しにくいため、治療が難しいがんと言われます。

●「分化がん」と「未分化がん」

「分化がん」か、「未分化がん」かは、完全に臓器として分化し成熟した細胞ががん化したのか、臓器細胞としては未成熟な状態の細胞（未分化細胞）ががん化したのか、という違いです。

成熟した臓器細胞ががん化した分化がんの場合、その臓器に特徴的な働きをするがん細胞になります。一方、臓器細胞として完全に分化していない細胞ががん化した未分化がんの場合、基本的には分化前ですから、分裂・増殖も速く、転移してどこの臓器にもなじみやすいという傾向があります。そのため、分化がんに比べて厄介になることが多いです。

このように、一言で「がん」と言っても、がんが最初にできた臓器や、上皮にできるのか上皮以外にできるのか、また、分化がんか未分化がんかなどで、まったく違う性質を帯びます。

私自身の治療方針は、がんに共通の特徴である「生体の命令に従わずに、勝手に無限に増殖する」という点に注目して、すべてのがんに共通して効果のある治療法を模索すべき、というものです。すべてのがんに普遍的に効果のある方法を探し出したうえで、そのがんの性質や患者さん自身の体質を考慮して、できるかぎり効果的な選択をすべき、と思っています。

しかし、がんとの闘いは情報戦です。できる限り、がんについて知っておいたほうが、闘いを有利に進められます。そういう意味で、がんにはどんな種類のものがあって、それぞれのがんはどんな特徴を持つのかを知っておくことはとても大事でしょう。

がんの巧妙な手口①——エネルギーを横取りする

がんの怖いところは、生体のコントロールを無視して無限に増えることと、浸潤や転移して他の臓器まで侵襲することです。

では、どうしてこうしたことが可能なのでしょうか？

まず、一つには、生体のコントロールを離れてどんどんどんどん分裂・増殖していくには相当なエネルギーが必要です。どうやってそのエネルギーを確保しているのでしょうか？　そんなに分裂・増殖を繰り返していたら、すぐにエネルギーが不足してしまいそうなものです。

実は、自分専用の新しい血管をつくっているのです。がん細胞は、生体に働きかけることで血管を勝手に拡張させて、自分専用の新しい血管をつくらせ、正常な血管から血液を横取りしながら、増殖に必要なエネルギーを確保しています。なんとも信じがたい横暴な行為です。

ただ、こうして大急ぎで新しくつくられた血管は、突貫工事のようなもので、やたらと増えるがん細胞のすべてにエネルギーを供給できるほど太くはありませんし、拡張性も低い。そのため、増殖したがん細胞の塊の奥の部分は、一定の割合でエネルギーが不足して餓死していきます。

そうすると、死んだがん細胞が分解され、血液中にがん細胞特有の物質――発がん遺伝子やがん抑制遺伝子など――が流れ出てきます。この血中に流れ出たがん細胞に由来する遺伝子を調べることで、どの程度のがん細胞が体内に存在するのかを調べることができます。これが、画像診断では見つけられない微細ながんの存在リスクを調べる遺伝子検査です。

また、がん細胞は、正常細胞がうまく代謝できないように邪魔もしています。つまり、血液中の酸素や栄養分を正常細胞が使えないように邪魔しているのです。そうやって、余った分を誰がもらうのかといったら、もちろん、がん細胞が横取りするわけです。

人間の体には60兆個もの細胞がありますから、いくらがん細胞が増えて、新しい血管を作ったとしても、ほとんどの酸素と栄養分は正常な細胞が取ってしまいます。それでは、急速に勢力を広げることはできません。そこで、がんは正常な細胞たちが酸素や栄養分を使えないようにする二つの方法を考え出しました。

一つは、体温を下げるということです。

細胞がエネルギーをつくるのには「解糖系」と「電子伝達系」という2種類があります。解糖系は、ブドウ糖を分解してピルビン酸というものに変える過程で、グルコース（ブドウ糖）1分子あたり、「ATP（＝エネルギーの貯蓄のこと）」2分子を生みだします。一方、ミトコンドリアの中で行われる電子伝達系は、ピルビン酸を分解して二酸化炭素と水に変えて放出する過程で、ATP38分子をつくります。

専門用語ばかりが出て、わかりづらいかと思いますが、つまりは、解糖系よりも電子伝達系のほうが19倍効率よくエネルギーを生み出させるということです。正常な細胞では、この二つの過程でエネルギーをつくっています。

ところが、がん細胞は、ミトコンドリアが壊れているか、もしくは使わないようにしているので、ブドウ糖しかエネルギー源にできませんし、生産効率の悪い「解糖系」しか使えません。ただでさえ分裂するのにエネルギーが必要なのに、生産効率も悪いのですから、普通にしていれば、エネルギーが不足して死んでしまいます。そこで、どうしたのかというと、血管から流れる栄養を自分たちが横取りするために、体温を低くしたのです。

体温が下がると、ミトコンドリア内の活動にかかわっている酵素が十分に働かなくなります。酵素が正常に働くのは36度以上で、体温が1度下がると、酵素の働きが半減すると言われるほど。正常細胞はミトコンドリアが正常に働くことを前提にしたシステムになっているので、酵素が働かなくなってミトコンドリアがうまく機能しなくなると、栄養を使わなくなり、その分、がん細胞のほうに栄養がまわっていくというわけです。

要するに、ミトコンドリアなしでもエネルギーをつくれるがん細胞は、低温に耐えられるため、正常細胞よりも自分たちが有利になるように身体を低温に誘導しているということです。

もう一つ、正常細胞が嫌がる物質を次々に出して弱らせるという作戦も採っています。自分たちには悪影響はないけれど、正常細胞は嫌がるような物質を、がん細胞は次々に出し続けています。

そうすると、正常細胞はやる気を失って、代謝をしなくなってくるので、酸素や栄養分をそんなに必要としなくなってくる。そうやってまわってきた大量のおこぼれを、自分たちが使っているわけです。

がんの巧妙な手口②——免疫細胞を味方につける

ところで、がん細胞のような〝異物〟が体内にできたら、警察組織である免疫細胞たちが取り締まってくれるはずなのに、なぜ、がんは浸潤や転移ができるのでしょうか？

実は、がん細胞は免疫細胞まで、味方につけてしまうのです。

少し難しい話になりますが、もう少し詳しく説明しましょう。たとえば、どうやってがん細胞は隣の臓器にまで入り込んでいくのか。つまり、浸潤することができるのかという疑問に関しては、京都大学大学院の武藤誠教授らのグループが、次のようなメカニズムを明らかにして、世界的に権威のある自然科学雑誌『ネイチャー』で発表しています。

がん細胞が出す「ＣＣＬ９」というホルモンが、血液中にわずかに存在している免疫細胞の一つ「骨髄球」を引き寄せ、その骨髄球が、酵素を使ってたんぱく質や細胞膜を溶かし、がん細胞が、隣接する正常細胞の中に潜り込むのを手助けしている、というのです。つまり、警察組織の一員であるはずの骨髄球を味方につけて、がん細胞が浸潤しやすい環境を整えてもらっているということです。

転移に関しても、がん細胞は同じように巧妙な手口を使っています。その手口も、個々のがんごとに解明されつつあります。

東京女子医科大学の丸義朗教授らの研究発表によると、がん細胞は次のような手口を使って転移をしているそうです。

原発巣のがん細胞から、ある種のたんぱく質が血液などを通じてさまざまな臓器に送り出されると、それらのたんぱく質に反応する臓器があります。たとえば肺の細胞は、そのたんぱく質に反応して、新たなたんぱく質「S100A8」や「SAA3」を出します。このたんぱく質が血中に放出されると、目印となって、免疫細胞の一つ「マクロファージ」が肺に集まりだすのです。

マクロファージは、本来は体に侵入した病原体を食べる、善玉の免疫細胞ですが、先ほどのたんぱく質が出てくると、なぜだか一転して、がん細胞の転移に協力する悪玉と化してしまいます。つまり、がん細胞がマクロファージの好む物質を出して、その見返りに、マクロファージはがん細胞の転移を助ける物質を放つという、共存関係が成り立っているのです。

丸教授らは、マウスにがんを移植し、「SAA3」を抑えるたんぱく質を与えると、転移が抑制されることも確認しています。

また、転移と浸潤の両方にかかわる遺伝子も見つかっています。「スネイル」という遺伝子です。「スネイル」が作動したがん細胞の働きによって、免疫機能が大幅に低下し、転移や浸潤がしやすい環境が整うことが、慶應義塾大学大学院の河上裕教授らの研究で明らかになっています。

体には、異物を取り締まる警察組織として免疫機構があります。ただし、リウマチやアトピーなど、免疫が過剰に働きすぎて自分自身の正常な細胞まで攻撃してしまう自己免疫性の病気を発症することがあります。そのため、免疫のなかには、攻撃型の免疫が過剰に働き過ぎないようにストップをかける「制御性T細胞」という免疫細胞も備わっています。「スネイル」がオンになったがん細胞は、生体に働きかけて、この「制御性T細胞」を活発にさせます。そして攻撃型の免疫細胞の働きを抑制することで、がん細胞に対する攻撃を弱め、転移や浸潤をしやすい環境をつくり出しているのです。

同時に、免疫細胞の一種で、主に「攻撃型T細胞」に指示を与える司令官である「樹状細胞」の働きにも干渉して、攻撃型T細胞ががん細胞に攻撃しないように手配して、がん細胞が血管やリンパ管を移動して他の臓器に転移していくのを見逃すようにさせる働きもあるようです。

河上教授らは、マウスを使い、この「スネイル」の仕組みを封じると、がん細胞の増殖や転移を制御できることも確かめました。

このように、がん細胞は、新しい血管をつくってエネルギーを横取りしたり、いろいろな免疫細胞を味方につけて転移や浸潤を助けてもらったりしながら、数を増やし、陣地を広げていきます。そのメカニズムはだんだんとわかってきていて、封じ込めるための作戦も練られてきていますが、がんというのはずる賢いというか、非常に巧妙に立ち回っているのです。

がんにも弱点がある

では、そんなずる賢いがんには、弱点はないのでしょうか？

どんな強力な悪役でも、たいてい弱点の一つくらいはあるように、がん細胞にだって、弱点はあります。自分が分裂・増殖するのに一生懸命なあまり、正常細胞は普通に持っているのに失っている性質がいくつかあるのです。

重大な弱点は二つあります。一つは、前述したように、がんが体温を低くしてエネルギーを横取りしているということの裏返しで、逆に熱に弱いということです。

がん細胞は、40～42度くらいの熱で死ぬと言われています。正常細胞ならなんとか耐えられる程度の温度で、がん細胞はまいってしまうのです。

このがん細胞は熱に弱いという弱点を利用したのが「温熱療法」で、これについては、3章で詳しく説明します。

もう一つの重大な弱点は、「SOD（スーパーオキシド・ディスムターゼ）」という、活性酸素を除去する酵素を持っていないということ。

SODは、電子がひとつ余分にくっついた状態の酸素（活性酸素の一種です）に、水素2個と電子1個を与えて過酸化水素水をつくります。ごく簡単に言ってしまえば、電子を片っ端から中和してくれるのです。

がん細胞はこのSODを持っていないために電子を中和できないという弱点を利用して、がん細胞を攻撃する治療法もあります。これについては、4章で説明しましょう。

第3章

末期がんでは三大治療より、免疫・遺伝子・温熱療法の組み合わせ

抗がん剤に代わる治療

ステージ3やステージ4になると、手術ではすべてのがん細胞は取りきれず、放射線も全身に照射をするわけにはいきません。そうなると、残る手段が抗がん剤ですが、抗がん剤はすでに説明したように、一部のがんを除いて治癒する確率は決して高くありません。標準治療では成績の悪い末期がんの治療で、手術、抗がん剤、放射線以外の治療を探し、広めたい——。

そう考えて私がまず立てた仮説が、「がんという病気がステージ1の早期がんとステージ4の末期がんで大きく治癒率が違うのは、リンパを通してがん細胞が転移するという特徴と現在行われている治療がかみ合っていないからではないか」ということでした。

そこで、リンパの中まで届く武器を探そうとさまざま検証してきたなかで、現時点で、即効性と治療効果の両方から有効性が高いと考えているのが、「免疫治療」「遺伝子治療」「温熱療法」という三つの治療法の組み合わせに、さらに、全身状態を改善するために「サプリメント」を使うという方法です。

それでは早速、一つひとつの治療法を順に説明しましょう。

1 免疫治療

免疫細胞は体を守る警察組織

2章で、どんなに健康な人の体でも、毎日3000～5000個もの「がん細胞の元」が生まれていると書きました。がん抑制遺伝子のブレーキからも逃れて分裂を始めたがん細胞を取り締まっているのが、免疫システムです。免疫システムは、体内にもともと備わっている「警察組織」。この警察組織が毎日ちゃんと働いてくれるからこそ、私たちの体内の平和は保たれています。

では、がんになるとはどういう状態かというと、警察組織がうまく機能していないということ。警察をだましてうまく取り締まりの目をすり抜けたがん細胞が分裂・増殖を繰り返し、いつしか野放しになってしまっている状態です。そして、がん細胞が転移し、末期がんにまでなると、警察組織がお手上げ状態になってしまう。

そこで、がん細胞を取り締まってくれる警察組織をもっと増員して、しっかり警護してもらおうというのが、免疫治療の考え方です。

もう少し具体的に説明すると、患者さんから採取した血液から免疫細胞を取り出し、培養して数を増やしてあげて、患者さんの体内に戻すという治療法。免疫治療のいいところは、患者さん自身の免疫細胞を使えば、副作用がまったくないということです。免疫そのものを使うので、体力的にもまったく問題はありません。

そのため、免疫治療は、手術、抗がん剤、放射線に次ぐ「第四のがん治療法」と言われて、西洋医学の医師や医学者の間でも期待されています。

免疫療法には第一世代から第三世代まである

最近では、免疫療法を行う医療機関は増えています。「免疫治療　クリニック」「がん免疫療法」などと入力して検索すると、かなりの数のホームページがヒットします。

では、「免疫治療」と書かれていれば、どこでも同じかというと、そうではありません。一言に免疫治療と言っても、いくつかの種類があるのです。

まず、免疫システムのなかでもどの免疫細胞を使うのか、が違います。警察組織のなかにも、国家公安委員会があって警察庁があって……と、いろいろな役割があるように、免疫システムにも役割の違うさまざまな免疫細胞があるのです。

そして、どの種類の免疫細胞を使うかによって、免疫治療は「第一世代」「第二世代」「第三世代」に分かれます。

・第一世代……T細胞
・第二世代……NK（ナチュラルキラー）細胞
・第三世代……樹状細胞

「T細胞」「NK細胞」「樹状細胞」と言われても、一般の方には一体なんのことやらわからないかもしれません。それぞれ説明しましょう。


まず、私たちが持っている免疫には、「自然免疫」と「獲得免疫」の大きく2種類があります。自然免疫は、人が生まれながらに持っている免疫のこと。逆に、獲得免疫は、いろいろな経験のなかで後天的に手に入れた免疫のことです。

たとえば、あるウイルスに感染したとします。最初に感染したときには、熱が出たり、下痢になったり、いろいろな症状が出ても、次に同じウイルスが体内に侵入してきても最初のときほどひどい症状は出ません。

それは、そのウイルスを排除する働きをもつ「抗体」がつくられ、そのウイルスに対する抵抗性が増しているからです。これが、獲得免疫です。

インフルエンザの予防接種は、まさにこの働きを利用しています。「不活化ワクチン」といって、その年に流行しそうなウイルスの感染性をなくしてつくったワクチンを事前に接種することで、インフルエンザにかかりにくくする、またはかかっても軽い症状ですむようにするのです。

さて、前置きが長くなりましたが、第一世代の「T細胞」というのは、獲得免疫の一種です。警察組織にたとえれば、T細胞は〝検問〟役。

警察庁の本部から「こういう顔をしたヤツが来たら、犯人だから捕まえろ！」特徴は、これとこれとこれだから手配書が届きます。その手配書を受け取った検問役のT細胞君は、普段見かけないヤツを見つけたら、一人ひとり身体検査を行います。そして、手配書どおりの人間かどうかを判断し、違うと判断したら通し、同一人物と判断したら捕まえて攻撃をするというのをずっと繰り返すのです。

この検問システムに引っかかったがん細胞は、T細胞に捕まって次から次に殺されていきます。T細胞には、「ヘルパーT細胞」、「キラーT細胞」、「制御性T細胞」の3種類があり、名前のとおり、キラーT細胞が殺し屋役を担っています。

このキラーT細胞はとても高い攻撃力を持っていて、本部から届いた手配書どおりのがん細胞を見つけては、攻撃を仕掛けているというわけです。このT細胞の検問システムのおかげで、毎日3000～5000個のがん細胞の元が生まれながらも、私たちの体は健康を保つことができています。

なぜT細胞ではダメなのか？

第一世代の免疫治療では、T細胞を取り出して体外で培養し、数を増やして治療に活かそうと考えられました。がん細胞を攻撃する主力ですから、当然のことでしょう。ところが、このT細胞を使った免疫治療は、期待された割には、大きな成果を上げられませんでした。なぜなら、よくよく考えると、根本的に矛盾しているのです。もし、体の中でキラーT細胞がちゃんと働いてくれていれば、そもそもがんが大きくなるわけがありません。まだがん細胞が少ない段階で、しっかり検問をして、がん細胞を捕まえて殺していれば、たとえがん細胞が発生してもがんが大きくなって命を脅かすことはあり得ないはず。それなのにがんが大きくなったということは、T細胞の検問システムがうまく機能しなかったということです。

そこで考えられる仮説は二つしかありません。

①免疫側に問題があるか

②がん側に問題があるか

このいずれかです。

免疫側に問題があるとは、ストレスがたまったり、疲労がたまったりして体が疲れ切っていて、免疫の力も低下してしまったという状態です。免疫細胞の数はあるのに、疲れ切っていて、がん細胞が目の前にいてもみすみす逃してしまうというパターン。

もう一つのがん側に問題があるとは、免疫システムは普通に働いているものの、がんのほうが一枚も二枚も上手で、免疫細胞が自分を殺さないようにうまく立ち回って、免疫細胞が捕まえられなかったというパターーンです。

おそらくがん患者さんの1％は、オーバーワークで免疫システムがダウンしてしまったためにがんにかかったのでしょう。しかし、残りの99％の人はそうではなく、残念ながらがんのほうがずる賢くて、免疫システムをうまく騙してしまったのです。

つまり、手配書どおりの外見でウロウロしていれば見つかって、検問に引っかかってしまうということを察知したがん細胞のなかに、ちょっと変装をして外見を変えるヤツが出てきたということ。検問役のT細胞は、手配書と見比べて、「うーん、違うね」と、通してしまう。一度、検問を突破すると、基本的にもう二度と捕まることはありません。

不思議ですよね。あるT細胞が「手配書と違うからOK」と判断しても、別のもっと優秀なT細胞が「いやいや、あいつは怪しい」ともう一度調べそうなものです。ところが、免疫システムは、警察組織と同じように厳格な組織体系ができあがっているだけに、そうはならないのです。

たとえば、東京で働いている警察官のT君が、変装した犯人に気づかず、検問を通してしまったとします。T君は「こんな人がいてちょっと怪しいのでチェックしましたが、手配書とは違うので通しました。いいですか？」と本部にお伺いを立て、本部からOKをもらいます。それだけだったらいいのですが、さらに本部は、「東京のT君が手配書に似た奴を見つけて厳重にチェックしたところ、犯人ではなかったので、もしこういう奴を見つけても捕まえなくていいぞ」と、北海道警から沖縄県警にまで通達を出してしまうのです。

全身で好き勝手に動かれたら大変ですから、免疫システムというのは、非常に強い中央統制になっています。人間社会で、都道府県が独自にできることと、中央政府がコントロールしていることが厳密に分かれているのと同じように、生命をコントロールするための免疫システムも中央でかなり厳密に統制されています。

指揮命令系統がはっきりしているからこそ、攻撃力も強いのです。ただし、いったん命令を間違うと、柔軟に対応できないというデメリットも同時に抱えています。その悪い面が出ると、T細胞は、たとえがん細胞が目の前をうろうろしていても、「悪い奴だ」とは認識せずに攻撃しなくなってしまうのです。それが、がん患者さんの体内で起こっていることです。

そのため、本来持っている攻撃力が強いからと言って、T細胞を増やして体内に入れても、そもそも「あいつを攻撃しないといけない」と認識してくれないわけですから、効果があがらない。だから、第一世代のT細胞を使った免疫治療は思うようにいかなかったわけです。

ただ、T細胞が騙されてしまう具体的なメカニズムがわかってきて、それに対抗するための薬も開発されています。カギとなるのは、京都大学の研究チームが発見した「PD－1」(Programmed cell death 1) という分子です。がん細胞は、T細胞上のPD－1と結合することで、T細胞の働きを弱めていることがわかったのです。そのため、PD－1の結合をブロックする抗体が製品化され、メラノーマ (悪性黒色腫) の患者さんに使われて、良い成績が報告されています。

フリーランスの殺し屋「NK細胞」

さて、警察組織全体が騙されてしまえば、もう私たちの体にはがん細胞と闘える隊員はいないのでしょうか？　いえ、神様はちゃんと用意してくれています。それが、ＮＫ（ナチュラルキラー）細胞です。生まれながらの殺し屋。

ＮＫ細胞は、Ｔ細胞のような獲得免疫系ではなく、もともと備わっている自然免疫系の主力です。「こういう顔の奴を殺してね」という本部の指令を受けて、その指示下で動くのではなく、常にウロウロとパトロールをして、怪しい奴を見つけては攻撃を仕掛けます。つまり、ウイルスに感染した細胞や、がん細胞のように突然変異で発生した異常な細胞を見つけては、自由に攻撃を仕掛けるのです。

Ｔ細胞は、警察庁本部の指令通りに動く従順な組織員ですが、ＮＫ細胞は通常の指揮命令系統からは外れた、いわば特殊急襲部隊（ＳＡＴ）のようなもの。凶悪犯だとわかると、出動し、狙い撃ちするわけです。私たちにとってとても心強い存在なのですが、問題は非常に数が少ないということ。

ＮＫ細胞がいるから、検問の網目をくぐったがん細胞を殺せはするのですが、４００万年も前に神様が人類をつくったときには、まさか人類のほとんどががんで死ぬようになるとは思ってもいなかったのでしょう。だから、ＮＫ細胞という、ＳＡＴ部隊を用意してくれてはいたものの、ほんの少数しか用意しなかったのです。

だから、一つひとつの細胞の力は強力だけれども、がん細胞がどっと増えてしまうと、多勢に無勢で、ＳＡＴ部隊でも対応できなくなってしまう。たとえば、ＳＡＴ部隊１００

人に対し、犯人グループが300人程度であれば勝てるでしょうけれど、相手が1万人もいて撃ち合いになったらさすがのエリート部隊も勝ち目はないでしょう。

それと同じで、NK細胞も数が少なければ、がん細胞に負けてしまう。

そこで、がん細胞をがん細胞と認識して、ちゃんと殺してくれる唯一の部隊であるNK細胞を増やしてあげたらどうかと考えて始まったのが、第二世代の免疫治療「NK細胞治療」です。

NK細胞は培養できない？

NK細胞治療は、目論見どおり、効果がありました。少なくとも第一世代のT細胞を使った免疫治療よりは効果的でした。ただ、一点、問題になったのが、NK細胞はもともと存在する数がT細胞に比べて格段に少なく、培養して増やすのが難しいということ。

私のクリニックでも、当初、T細胞を増やすのに使っていた培養液で培養しようとすると、一週間でNK細胞は全滅してしまいました。

患者さんから採取した血液から「リンパ球」を取り出すと、T細胞が80％前後を占め、10％前後がB細胞（抗体を大量生産する、免疫細胞の一種）で、NK細胞はほんの10％未満です。そのまま培養しようとすると、Ｔ細胞ばかりが増えて、ＮＫ細胞はうまくいっても同じ割合、うまくいかなければほとんどいなくなってしまいます。

つまり、普通に培養すれば、Ｔ細胞とＮＫ細胞の割合が変わることはありません。もちろん、割合は同じでも、全体を増やせば、数としては１００倍にはなるのですが、試してみたところ、それでは少し効果が弱いのです。

そこで、めざしたのは、もともと10％未満のＮＫ細胞の割合を、30～40％にまで増やして培養できないか、ということでした。Ｔ細胞の培養に使う培養液ではＮＫ細胞はバタバタと死んでしまいますから、ＮＫ細胞用の培養液を開発しなければいけません。

いろいろと試行錯誤していたところ、東北大学のグループがＮＫ細胞を増やすことができる培養液を開発したと聞きました。そして、私のクリニックでも、培養することができるようになりました。

免疫治療で使う細胞を、Ｔ細胞からＮＫ細胞に変えたところ、効果はてきめんでした。がんの患者さんに対する治療効果を見ても、その差ははっきりしているのですが、がんではない健康な人が受けると反応がまったく異なりました。

というのは、免疫治療は副作用のない治療ですし、免疫を高めることは良いことですから、がん予防という意味で、健康な人に試したことがありました。Ｔ細胞を使った免疫治療を試したときには、まったく何も起こらなかったのですが、ＮＫ細胞では、気分が悪くなる人が続出してしまいました。

しばらくの間、休んでもらえば回復し、その後はなんともなかったのですが、一般の人にとってはＮＫ細胞が多すぎてはいけないということを学びました。攻撃するターゲットはいないのに、ＮＫ細胞の数をやたらに増やすと、やるべきことのないＮＫ細胞が無駄に暴れてしまうのでしょう。

でもこれは、見方を変えれば、Ｔ細胞に比べてＮＫ細胞のほうが、それだけがんに対して強力ということです。そのため、私のクリニックでは、以前はＴ細胞を使って免疫治療を行っていましたが、現在は、ＮＫ細胞を使っています。

「数」の勝負か、「質」の勝負か

さて、ここまで第一世代、第二世代の免疫治療まで紹介しましたが、もう一つ、第三世代の免疫治療もある、と冒頭で書きました。より新しい治療ですから、当然、第二世代の治療よりも効果が大きいのでは、と思うかもしれません。

第三世代の免疫治療は、「がんワクチン療法」「樹状細胞ワクチン療法」とも呼ばれています。ここで主役となるのは、「樹状細胞」です。樹状細胞は１９７３年にアメリカのラルフ・

スタインマン博士が発見し、スタインマン博士は２０１１年にノーベル生理学・医学賞を受賞しています。

　では、この「樹状細胞ワクチン療法」とはどういう治療なのか、説明しましょう。

　Ｔ細胞は本部から手配書をもらって、手配書を見ながら検問を行い、攻撃を仕掛けている、と第一世代の免疫治療のところで説明しました。ということは、Ｔ細胞が検問でがん細胞をスルーしてしまうのは、Ｔ細胞が悪いわけではなく、そもそも手配書が間違っているのがいけないわけです。

「これが敵だから、これを殺せ！」と命令をしている指揮官が間違っていて、Ｔ細胞たちは、ただ絶対服従しているだけ。ＮＫ細胞は、その指揮命令系統から外れていて、ある程度自由に動けるため、正しく攻撃を仕掛けることができるのです。

　ということは、Ｔ細胞ががん細胞をやっつけられないのは、Ｔ細胞自身が悪いのではなく、手配書を出しているほうが悪いということ。それでは、手配書を出して、すべての免疫部隊を指揮している指揮官は誰かと言うと、それが樹状細胞です。

　第三世代の免疫治療である「樹状細胞ワクチン療法」では、指揮官である樹状細胞を患者さんの血液から取り出して、がん抗原（がん細胞の目印となるもの）を与え、がん細胞を認識できるようにしてから体内に戻します。つまり、「攻撃対象はこいつではなく、こいつだよ！」と、樹状細胞に教育をし直すのです。

体内に戻った樹状細胞は、それまでの命令を撤回して、「今からこいつを殺すように！」とT細胞たちに一斉に命令を下します。その命令を聞いたT細胞は、「あれ？　目の前にいるこいつら、本当は敵だったのか！」と、ようやく気づいて、がん細胞に攻撃を仕掛けるようになるというわけです。

これがうまくあたると、一気に形勢逆転し、がん細胞を皆殺しにすることができます。実際に、大当たりしてがんがなくなった症例が報告されています。

満塁逆転サヨナラホームランのような治療なので、注目を集めていて、この第三世代の免疫治療を行うクリニックが日本でもいくつか出てきていますが、私はあえてやっていません。理由は、がん細胞のほうがさらに上手で、指揮官たちを教育している間に、さらに変装している可能性があるからです。

そうすると、せっかく教育し直して体内に戻しても、樹状細胞からT細胞たちに新しい命令が出されたはいいけれど、「あれ、そんな顔の奴は一匹もいませんよ」と、まったく殺すことができなかった……という結果にもなりかねません。実際にそうした事態が起こっていると聞きますから、おそらく、治療成績はまだ1割にも達していないのではないでしょうか。

一方、NK細胞治療というのは、「数の治療」です。NK細胞を増やせば、増やした分だけ、パクパクと敵を食べてくれることはわかっていますから、どれだけNK細胞を多く入れられるかという数の勝負。

ところが、樹状細胞ワクチン療法というのは、「質の治療」なのです。できるだけ多くの樹状細胞を入れれば、治療の成果が上がるという話ではなく、敵の特徴を正しく捉えることができれば勝ち。だから、質の勝負です。しかし現時点では、その質が十分ではないため、やってみなければわからないという博打の要素が強い。

私のクリニックにいらっしゃるような末期がんの患者さんの場合、残された期間はそう長くありません。樹状細胞を取り出して培養して体内に戻し、結果を待つまでに最短でも1カ月かかることを考えると、一発勝負になります。それが当たればいいのですが、もしダメだった場合、もうあとはありません。しかも、その間にも、がん細胞はどんどん増えていきます。

もう一つ、困った問題があります。それは、一度、教育し直して体内に戻した樹状細胞は、作戦が当たらなかったからと言って、もう一度教育し直すことはできないということです。つまり、樹状細胞を取り出して培養している間に、体内のがん細胞が変化していたとしても、再度新しい特徴を教え込んで、2回目の免疫治療を行うというわけにはいきません。

というのは、一度目の治療で指揮官を増やして体内に戻しているわけです。もう一度取り出して、また数を増やして教育し直して体内に戻せば、最初の治療で教えたことを命令する指揮官と、二度目の治療で教えたことを命令する指揮官が存在することになります。それでは、指揮命令系統が統一されず、うまくいかないからです。

しかも、指揮官を増やせば、NK細胞が自由に動きづらくなる危険性もあります。指揮官の数が少ないから、指揮命令をかいくぐって独自に動けたけれども、指揮官が増えればNK細胞も監視下に置かれるかもしれません。頼みのNK細胞まで、間違った手配書に振り回されてしまうことになります。ですから、樹状細胞ワクチン療法がうまくいかなかったから、次はNK細胞療法をやってくださいと言われても、うまくはいかないのです。

こうしたことを考えると、当たりの少ない博打にかけることはできないというのが、現時点での私の判断です。いつかはもっと治療法が改良され、質の高い樹状細胞ワクチン療法ができる時代が来るでしょう。しかし、現時点ではそうではありません。

その点、NK細胞治療は、満塁逆転サヨナラホームランは狙えなくても、入れた数に比例して必ず結果を残してくれます。「これだけ入れたら何億個のがん細胞を殺してくれて、一カ月はこのままの状態を保てる」といった計算ができるので、患者さんにも説明しやすいのです。

免疫細胞は生きている限り、がんを食べてくれる

免疫療法で、培養して増やした細胞を体内に戻しても、永遠に増えたままというわけではありません。増えたままの状態を保てるのは1カ月ほど。1カ月も経てば、バタバタと死んでいきます。

そのため、NK細胞治療を行うときには、通常、一度目の治療から2、3週間後に2クール目を行い、また数を増やし、その2、3週間後に3クール目を行うという形で、NK細胞の投入を繰り返します。そうすることで、一定の数を保つことができるのです。

また、NK細胞は、抗がん剤とは違って、24時間、生きている限り、がん細胞を攻撃し続けてくれます。抗がん剤は、一個の細胞のなかに入って、DNAにくっついて細胞を破壊したら、尿として出てきます。つまり、相手を殺したら自分も役目を終わる。

一方、NK細胞は、がん細胞にべちゃっとくっついて穴を開け、バーンと殺したら、移動してまた別のがん細胞にべちゃっとくっつきます。そうやって死ぬまで持続的に殺し続けてくれるのです。

抗がん剤治療が効かないのは、一般のがん細胞が鎧となって、がん幹細胞を守っているためだと言われていますが（詳しくは22ページ）、NK細胞治療でその〝鎧〟を破ってから、

抗がん剤を使えば、がん幹細胞も含めて殺せるかもしれません。今は、抗がん剤治療ではがんを治せなかった患者さんが免疫治療を希望されるという順番がほとんどです。しかし免疫治療を行ってから抗がん剤を使うという逆の順番のほうが良い効果が期待できるのではないかと、私は考えています。

2 遺伝子治療

遺伝子治療とは

がんという病気は、細胞の遺伝子が何らかの形で傷つけられた結果、コピーミスが起こり、「発がん遺伝子」が作動したままの細胞が生まれてしまうことがそもそもの発端でした。簡単に言えば、遺伝子の変異が原因です。であれば、その変異した遺伝子を修復することができれば、がん細胞はがん細胞ではなくなります。

そこで、「遺伝子の変異を修復することでがんを治せないか」という考えから始まったのが、遺伝子治療です。

具体的には、治療に有効な遺伝子を組み込んだ何らかの細胞を体内に入れて、その有効な遺伝子をがん細胞の中に運び込み、遺伝子の変異を修復するという治療法。

ここで、がん細胞の遺伝子変異を修復するために運び込まれる遺伝子として最初に注目されたのが、「p53遺伝子」という、がん抑制遺伝子です。

がん細胞では、発がん遺伝子がオンになっているのと同時に、通常は働くはずのがん抑制遺伝子がちゃんと機能していないことがわかっています。発がん遺伝子、がん抑制遺伝子にはそれぞれ複数の種類がありますが、なかでも、多くのがん細胞で共通して変異しているがん抑制遺伝子が「p53遺伝子」なのです。

もともとp53遺伝子は、細胞分裂を止める強力な遺伝子情報を持っています。この遺伝子がちゃんと働けば、がん細胞が持つ最も恐ろしい特徴である無限増殖を止めることができるわけです。がんは、分裂・増殖さえしなければ、ただのこぶですから、たいして怖い存在ではありません。分裂・増殖しないがん細胞は、もはや「がん」ではないのです。

遺伝子治療の目的は、がん細胞の増殖を止めること、あるいは、増殖のスピードを遅くすることです。通常のがん治療は、一定数以上に増えてしまったがん細胞を一つ残らず消滅させることはできません。なぜなら、がん細胞が一定数を超えれば、治療でがんを殺すスピードよりも、がん細胞が分裂・増殖して増えるスピードのほうが速くなってしまうからです。

そこで、がん細胞の増殖をストップさせる治療法として期待されているのが、遺伝子治療です。

遺伝子の〝運び屋〟には二種類ある

がん細胞の遺伝子変異を修復してくれる遺伝子が見つかったら、次に考えなければいけないのは、「その遺伝子をどうやってがん細胞の中に運び込むか」です。

運び屋には何が適しているのか、世界中でさまざまな物質が試されました。その結果、選ばれたのが、「レトロウイルス」と「アデノウイルス」という二つのウイルスです。

ウイルスと言えば私たちの体にとって敵。「ウイルスを体に入れるて大丈夫なの？」と、驚くかもしれません。でも、ウイルスとしての有害な機能はなくしたうえで、運び屋としての能力だけを活用させてもらっているので、体に害はありません。

インフルエンザウイルスにしても、冬に流行るノロウイルスにしても、ウイルスは、遺伝子を人間の細胞の中に運び込んで、自分自身の遺伝子を複製・増殖します。それは、まさに遺伝子治療でぜひとも真似したい技。遺伝子治療では、ウイルスが持っている、その運び屋としての能力のみを利用させてもらっています。

では、「レトロウイルス」と「アデノウイルス」、どちらがいいのかという話になると、それはケースバイケースです。それぞれに長所と短所があります。

少し小難しい話になりますが、ウイルスは殻の中に遺伝情報を持つだけの単純な構造をしています。殻の中に入っている遺伝情報には2種類あり、「DNA」か「RNA」かのいずれか。レトロウイルスは、一本鎖RNAを持つ「RNAウイルス」と呼ばれる種類で、アデノウイルスのほうは二本鎖直鎖状DNAを持つ「DNAウイルス」と呼ばれる種類です。

それぞれ、どう違うのかというと、RNAウイルスであるレトロウイルスは、遺伝情報のらせんが一本分しかありません。そのため、運び込んで遺伝情報を発揮するには、細胞の核の中にある染色体に入り込んで、すでにある遺伝子の二重らせんのなかに潜り込まなければいけません。つまり、すでにある遺伝子の二重らせんの一本をどけて、自分がそこに居座らなければいけないということ。

侵入した細胞の核の中に納まるのですから、細胞が分裂を繰り返しても、運び込んだ遺伝子情報を未来永劫発揮できるというメリットがあります。一方で、デメリットは、細胞の核の中にまで運び込まなければいけないので、成功率が低いということです。

それに対して、DNAウイルスであるアデノウイルスは、二重らせん構造の遺伝子情報をもともと持っているため、細胞内に運び込むことさえできれば、効力を発揮できることが特徴です。つまり、核の中にまで入り込まなくてもいいということ。ただし、細胞が分裂するごとに遺伝子情報が弱まってしまうというデメリットがあります。レトロウイルスとは逆で、成功率は高いけれども、遺伝子の効力は一過性ということ。

どちらのウイルスを使った遺伝子治療のほうが効果的かは、病気の状況や個人差もあります。ですから、優劣はつけがたいですが、一般的には、アデノウイルスのほうが、がんの治療には向いているでしょう。

なぜなら、運び込みたい遺伝子情報とは、「がん抑制遺伝子＝がん細胞の分裂を止めること」だから。レトロウイルスの長所は、分裂したあとも、運び込んだ遺伝子が効力を発揮し続けることでした。そもそも分裂を止めることが目的のがんの遺伝子治療では、その長所があまり生かされないからです。

とは言え、余命2カ月と宣告されていた末期の悪性リンパ腫の患者さんが、レトロウイルスを使った遺伝子治療を行ったところ、すっかりがんがなくなった――など、レトロウイルスによる遺伝子治療で劇的に効果があった例をいくつか知っています。ですから、まずはアデノウイルスを使った遺伝子治療を行い、効果がみられなければレトロウイルスに切り替えるといった、柔軟な使い方をしています。

遺伝子治療薬は保険適用されるか？

遺伝子治療は、遺伝子治療薬を、がんができている部分に直接注射する（＝局所注射）か、点滴で行います。

この遺伝子治療薬は、日本ではまだ承認を得ていません。いわゆる未承認薬です。国内で、がんの遺伝子治療の臨床試験が進んでいるのは、東京大学医科学研究所の藤堂具紀教授らが行っている、脳腫瘍に対するヘルペスウイルスを使った遺伝子治療薬の研究です。脳腫瘍のなかでも悪性度の高い進行した膠芽腫《こうがしゅ》の患者さんを対象に行われていて、今、「第二相試験」（少数の患者さんを対象に、薬の有効性と安全性を調べる段階）を行っていると聞いています。

日本ではこの藤堂先生らの治験が唯一ですが、アメリカでは、いくつかの遺伝子治療薬が、治験の最後のフェーズである「第三相試験」に入っているそうです。全面的に承認されるのは、もう時間の問題でしょう。

そして、実は世界に先駆けて、遺伝子治療薬が承認されているのが中国です。中国では、二つの遺伝子治療薬がＳＦＤＡ（国家食品薬品監督管理局）によってすでに承認されています。

一つは、前述した「p53遺伝子」をアデノウイルスを運び屋にして運び込む「Gendicine」。これが、世界で初めて2003年に承認されました。もう一つは、「H101」という遺伝子治療薬です。このほかにも複数の遺伝子治療薬の治験が行われていますが、現時点で国家が承認しているがんの遺伝子治療薬は世界中でこの二つのみです。

2003年に中国でp53遺伝子治療薬「Gendicine」が承認されて以降、欧米諸国をはじめとした世界各国で使用が始まりました。日本でも、前述の二つの遺伝子治療薬を輸入して使っています。

今後、厚生労働省が承認し、保険適用される可能性があるかというと、まだ時間がかかるでしょう。なぜなら、厚労省が世界で先陣を切って新しい治療薬を承認することはまず考えられないからです。長年、遺伝子治療を研究してきた私としては、早期の承認、保険適用をめざしてほしいと願っています。

遺伝子治療が効きやすいがん、効きにくいがん

中国では、p53遺伝子治療薬「Gendicine」を6、7000人に投与した結果がすでに報告されています。それによると、扁平上皮がんにはよく効き、腺がんにはあまり効かな

いという結果が得られています。皮膚や器官の粘膜の表面にできるのが扁平上皮がんで、分泌物を出す腺組織にできるのが腺がんです。

この結果は、私のクリニックで行ってきた結果とも共通しています。遺伝子治療薬は、胃がんや肝臓がん、大腸がんなどの腺がんができやすいがんにはあまり効かないのですが、食道がんや喉頭がん、舌がんなどの扁平上皮がんには効きやすい印象があります。

特に、口から食道にかけての部分にがんが限定されている場合に、遺伝子治療薬をよく使っています。というのは、食道や舌、頭頸部のがんは、外から局所に注射をすることができ、遺伝子治療薬を直接届けることができるため、よく効くからです。

副作用で起こる発熱、免疫反応

さて、未承認薬というと、気になるのは、効果ともう一つ、副作用でしょう。現在のところ、正常組織に重大な影響を与えたり、命にかかわるような重大な問題は一切報告されていません。ウイルスの毒性はなくして、治療のために必要な遺伝子を運ぶ役に徹していますから、ウイルスが有害性を発揮しようがないのです。

ただし、中身は変えているとはいえ、ウイルスを使うわけですから、体内の免疫細胞や正常組織が「病原菌」と勘違いして、発熱を起こしたり、けいれんや吐き気、悪寒、頭痛、めまいといった免疫反応を起こすといった、軽度の副作用は出やすい。遺伝子治療後、30分~1時間で副作用が出る人もいれば、5~8時間ほど間をあけてから出る人、翌日になってから副作用が出る人などさまざまです。

副作用の程度、症状も人によってさまざまで、実際に遺伝子治療を行ってみなければわかりません。そのため、最初は少量（2分の1バイアル）から始めて、様子を見るようにしています。

また、遺伝子治療ではウイルスを運び屋として遺伝子を体内に運び込むわけですが、そもそもp53遺伝子が正常組織に取りついても大丈夫なのでしょうか？　これも問題ありません。

p53遺伝子はもともと正常な組織にも備わっていて、細胞が分裂するときの最終チェック機関のようなもの。つまり、遺伝子のコピーミスが起きたときに、「ちょっと待ってね」と、細胞分裂にブレーキをかける遺伝子です。

がん細胞は、この最終チェック機関がちゃんと働いていないために、分裂・増殖し放題になっています。新しくしっかりしたチェック機関を取り付ければ、分裂できなくなります。正常組織はというと、コピーミスは起きていないのですから、チェック機関が増えたところで問題ありません。ちょっとチェックが厳しくなって、いままでなら見逃されていた不良品の遺伝子情報が見逃されなくなって、より正常な細胞だけが増えていくようになるくらい。つまりは、良い影響はあっても、悪い影響は特になく、安全性は問題ないということです。

遺伝子治療クリニックの選び方

「がん　遺伝子治療」「がん　遺伝子治療　クリニック」などと、インターネットで検索すると、たくさんのホームページがヒットします。治療を受ける際は、必ず、次のようなことを確認してから、クリニックを選んでください。

- 治療実績はどのくらいあるのかを確認する
- 治療成績を数字で出してもらう
- ラベルを見せてもらう

私のクリニックでは、治療を始める前に必ず、これまでの治療件数と治療成績をお伝えするようにしています。というのは、患者さんが治療法を選ぶにあたって、数値がなければ判断のしようがないだろうと思うからです。もしも、「治療成績を教えてください」「これまで何人の患者さんに遺伝子治療を行ったのか、教えてください」と訊ねて、数字を開示してくれない医療機関はあまりお勧めしません。

そして、アンプル（注射液が密封されているガラス容器）、ラベルも見せてもらって、どんな薬を使っているかも確認してください。もしも、ラベルもついていないような薬を使っている場合は「あやしい」と思ったほうがいいでしょう。

3 温熱療法

温熱療法ががんに効く二つの理由

がんが熱に弱いということは、2章の終わりですでに説明しました。温熱療法は、このがんの弱点を利用して、がんを撃退しようという治療法です。つまり、体やがん細胞を温めることで、熱に弱いがん細胞を殺そうという治療法。

がん細胞は分裂・増殖するために自分専用の新しい血管をせっせとつくって、栄養を横取りしようとしています。ところがこの血管は、突貫工事でつくったものですから、他の血管にはない欠陥があります。

がん細胞がつくり出した血管は栄養補給はできますが、体温に対応して拡張したり収縮したりして血流を調節することはできません。そのため、体やがん細胞を温めると、がん細胞は熱を逃すことができなくなって死滅するのです。

もう一つ、温熱療法ががんに効くと言われる理由があります。体温が40〜42度程度になると、人間は体の中で熱ショックたんぱく質（ヒートショックプロテイン）というものをつくるのですが、このたんぱく質が、ストレスなどで傷ついた細胞を修復してくれ、免疫力を高めて、がんと闘う強力なパワーとなるんじゃないかと指摘されています。

昔から、シャワーだけではなく湯船につかるほうが体にいいと言われますよね。それは、理に適っているのです。

自宅でできる温熱療法

以前、長崎でクリニックを開いていた頃には、「麦飯石《ばくはんせき》」という薬石を積み上げてつくったドーム状の温熱療法施設のなかに患者さんに寝てもらい、治療を行っていました。ドーム状のサウナのような施設です。

麦飯石とは、水に漬けると40種類以上のミネラルを水中に放出して温泉水となり、熱すると多量の遠赤外線を放射して周囲を温めるという貴重な石。中国では古来から漢方薬として珍重されていました。

しかし、この方法では毎回毎回患者さんに長崎まで来ていただかなければいけません。体調の悪い患者さんにとっては大変ですから、なんとか自宅でできないかと考え、自宅で受けられる温熱療法装置を探していました。

そして、2種類の温熱療法装置を見つけました。一つは、長崎で使っていた施設をそのまま小型化したような装置です。

4人用のテーブルくらいの大きさで、下に麦飯石が敷き詰めてあり、その上に横になってもらいます。上にかぶせるかまぼこ型のドームの内側には炭素シートが貼ってあり、下から出てきた遠赤外線が反射されて上下で挟み込むような装置になっています。

麦飯石をふんだんに貼ってあるので、効果は絶大なのですが、問題は石の上に寝なければいけないので痛くて骨転移がある人には使えないということと、折りたためないのでスペースを取るということ。つまり、効果は絶大だけれど、使い勝手がいまひとつ。

もう一つ見つけたのは、毛布型の装置です。毛布の繊維の間に、遠赤外線を出すさまざまな小さな薄い石が貼ってあり、スイッチを入れると、並んでいる石の下にあるヒーターがついていて、遠赤外線が出るというもの。

普通の布団の上に、毛布のようにかぶってもらって使います。温度はコントロールできますし、それによって遠赤外線の量を変えることも可能です。24時間、横になりながら使えますし、温度をコントロールできるという使い勝手の良さもあって、こちらのほうが値段は高いのですが、患者さんからは人気です。

長崎を離れ、東京を拠点に治療を始めた頃は、この二つの温熱療法装置のうち、どちらかを選んでもらって自宅でやってもらうように勧めていました。ただ、小型のドーム状の装置は30万円ほど、毛布型で60万円ほどと、どちらも高い。そのため最近では、もう一つ、お勧めしている方法があります。

それは、抗酸化陶板浴です。「リバース溶液」という特殊な溶液を練りこんでつくった陶板を敷いた床に横になって、身体を温める温熱浴のこと。この陶板にも遠赤外線効果があります。

抗酸化陶板浴は、リバース工法という特殊な施工方法でつくられており、室温が42度〜43度くらいなのに、湿度は低く暑苦しさを感じないのです。そのため身体にかかる負担が少ないので、末期がんの患者さんでも入りやすいと思います。私自身も体験をしてみて、短時間で体の芯が温まり、とても心地よく感じました。

陶板浴施設は最近では全国に広がっていますが、そのなかでも草分け的存在の、ある陶板浴施設は、がんを患った材木店の社長さんが、「同じように病気を抱えた人が、少しでも元気になれる場所を提供したい」という想いでつくられたものです。現在も多くの患者さんが通われ、改善していると聞きます。

ですから、気軽に行ける場所に陶板浴施設がある場合は、装置の購入ではなく、抗酸化陶板浴を積極的にお勧めしています。

抗酸化陶板浴でがんと共存している患者さん

足立さん（70代・男性）は、東日本大震災が起きた2011年に前立腺がんと肺がんが見つかり、前立腺がんに対してはホルモン療法を、肺がんに対しては手術を行いましたが、翌年にはリンパ節に転移してしまいました。分子標的薬を使って治療をされ、ひどい副作用もなく平穏に過ごされていたそうですが、その1年後の２０１３年には頭部に、翌14年には副腎に転移が見つかりました。

足立さんが私のところにいらっしゃったのは、その頃です。病院の主治医に勧められて抗がん剤治療を始めたものの、そのまま続けるかどうか迷っておられました。

「迷っている」という言葉を聞き、私は甚だ申し訳ないと思いながらも、「迷っているのでしたら、時間の無駄だからお帰りください。抗がん剤の治療でへなへなになってかららっしゃい」と、伝えました。あとから足立さんにうかがったところ、そう言われて、迷いが吹っ切れたそうです。

結局、抗がん剤治療をやめることを決断されたので、これまでのことについてより詳しくお話をうかがい、今後の治療について話し合いました。いろいろとお話をうかがうと、治療にあまりお金はかけられないとのことだったので、私は二つのことをお勧めしました。一つは、しっかり食べて体力をつけて、免疫力を上げること。そしてもうひとつが、体温を上げるということです。

体温を上げるための一つの方法として、抗酸化陶板浴をお勧めしたところ、ほぼ隔日で抗酸化陶板浴に通われているそうです。それでも回数券を購入すると1回千円弱だそうで、経済的にもやさしく、無理なく続けられると喜んでくださっています。

抗がん剤治療をやめて抗酸化陶板浴に通われるようになって、まだ1年足らずですが、今のところ足立さんはがんとうまく共存されています。何より、抗酸化陶板浴に入っている時間は、足立さんにとって至福の時間だそうです。体温を上げるだけではなく、免疫力の向上にも一役買っているのではないかと期待しています。

温泉やサウナでもいいの?

温熱療法の基本は体を温めることですから、温灸や温泉、スチーマー、赤外線ランプ、サウナ……といった方法も、広い意味では温熱療法です。「湯治」という言葉があるように、体を温めて病気を治すということは昔から行われています。がんの治療という意味でも、多少の効果はあるでしょう。

ただし、身体の奥の部分まで温度が上がるか、あるいは、上がるのにどのくらいの時間がかかるか、がポイントです。たとえば、一般のサウナは、温かい蒸気を身体に当てているだけですから、身体の表面温度は高くなりますが、深部温度はそんなに上がりません。
41、2度の湯船につかれば、だんだんと身体の奥まで温まってきて、最終的には深部温度も41、2度になるでしょう。しかし、そこまで上げるには30分から1時間もかかります。体力が落ちているがん患者さんにとって、41、2度のお風呂に30分も1時間も入り続けるのは、相当大変。かなり体力を消耗します。体温を上げるメリットと、体力を奪われるというデメリットを秤にかけたときに、後者のほうが大きくなるようであれば、意味はありません。

先ほど紹介した自宅でできる温熱療法装置にしても、陶板浴にしても、大事なのは遠赤外線を使っているということです。遠赤外線は、波長が長く、身体を貫通することができるため、身体の芯から温めてくれます。しかもエネルギーが大きく、短時間で温まります。10分ほど入っているだけで、肝臓や腎臓、腸といった身体の奥にある臓器から、全身を巡る血管やリンパ管まで、すべての温度を上げることができるのです。ですから、サウナも、遠赤外線のサウナであれば、身体の芯から温まりやすく、温熱療法に適していると思います。10分で温まるのであれば、体力の落ちもそんなに心配することはありません。患者さんにも、「少ししんどくても、10分だけがまんしてくださいね」と伝えています。

ただし、肺がんの患者さんだけは例外です。肺がんの患者さんには、通常の温熱療法は勧められません。なぜなら、肺は、空気の塊です。温熱療法で全身を温めると、他の臓器は37度、38度、39度、40度……と徐々に上がっていくのですが、肺だけは一気に42、3度まで上がってしまうのです。ですから、温めすぎると、がん細胞だけではなく、正常な肺組織まで壊してしまう危険性が高い。

これは、経験上、わかったことです。以前は、肺がんの患者さんにも、他の患者さんと同じように温熱療法を勧めていました。ところが、肺がんの患者さんに限っては、短い時間であってもダウンされる方が続いたのです。なぜだろうと理由を考え、「肺という臓器が空気の出し入れをしている臓器だからではないか」と思い至りました。

ですから、肺がんの方は、気をつけてください。通常の温熱療法は危険です。将来的には「ミストサウナを使って肺がん患者さんの温熱療法ができないか」と考えていますが、これはまだ検討中です。

部分的に温めるのは逆効果

温熱療法は、病院でも取り入れるところが増えていて、「サーモトロン」という機械を導入して治療が行われています。「電磁波温熱療法」として保険適用もされていて、費用は、深部のがんに対しては9万円、浅い部分のがんに対しては6万円です。ただし、保険診療ですから、患者さん自身が払うのは、3割負担なら2万7千円と1万8千円。

ちなみに、この値段は、1回の治療にかかる費用ではなく「一連」の治療にかかる費用なので、連続した治療の中で1回温熱療法を受けても、3回、4回と受けても、金額は同じです。

ただし、ここで、とても大事な注意点があります。保険適用の温熱療法は、がんがある部分を狙った局所的な温熱療法であり、全身を温めるものではないということです。

がんがある箇所を部分的に温める「局所温熱」は、ステージ1やステージ2といった、がん細胞が確実に局所に限られている場合は有効でしょう。しかし、私のクリニックにいらっしゃるようなステージ3、ステージ4の患者さんには、お勧めできません。むしろ、マイナスの効果のほうが大きいと考えます。

ステージ3、4の進行したがんになると、原発巣や転移先だけではなく、小さながん細胞が全身に潜んでいる可能性があります。そうすると、がんで腫れた部分だけを温めようとするのは、火山の噴火口だけを処理しているようなもの。噴火口の下ではマグマが次々に新しいがん細胞をつくっています。その全体を温めて、がん細胞の逃げ場をつくらないことが肝心です。

そうしなければ、新しくつくられるがん細胞のなかには、「熱に強い」という性質を獲得したがん細胞が出てきてしまいます。抗がん剤を続けて打つうちに、薬剤耐性を持ったがん細胞ができてしまうのと同じように、弱点だったはずの熱にさえ耐性を持つがん細胞が必ず登場してしまうのです。

実際に、ある乳がんの患者さんは、「温熱療法がいいらしい」と聞いて、使い捨てカイロで腫れている部分を局所的に温めたところ、最初は腫れが引いて喜んでいたのですが、しばらくするとがんが盛り返してきて、温めてももう効果がなくなったそうです。

一部のがん細胞しか殺さなければ、必ず、その治療は効かなくなります。これはすべての治療に共通して言えることです。ですから、私は局所温熱には反対です。温熱療法を行うときには、安易に局所的に温めないということを、ぜひ気をつけてください。

早期がんの標準治療との組み合わせ

ここまで、末期がんの治療法について説明してきましたが、この章の最後にステージ1やステージ2の早期がんの治療についても少しふれたいと思います。

これまでにも何度か述べているように、ステージ1や2であれば、手術・抗がん剤・放射線治療の組み合わせという標準治療で8~9割といった高い治癒率があります。ですから、当院にご相談にいらっしゃった患者さんにも、「私どもの治療は末期がんの患者さんを対象としているので、ステージ1(あるいはステージ2)でしたら、そのまま病院で治療をなさってください」と伝えています。

なかには抗がん剤に対して必要以上に悪いイメージを持っていて、白血病や悪性リンパ腫といった抗がん剤が効くことがわかっているがんにもかかわらず、「抗がん剤治療だけは受けたくないんです」と、相談に来られる方もいます。私は進行がんに対する抗がん剤治療には反対していますが、すべての抗がん剤治療を否定しているわけではありません。抗がん剤が効くがんであれば、標準的な治療から始めたほうがいいと思っています。

このとき肝心なのは、初期治療に何を選択するか、です。5年生存率が高いということは、命が助かる見込みは高い。だったら、治療後もなるべくそれまでと変わらない生活が送れるようにしたいものです。私が患者であれば、より小さな傷で手術をしてくれる病院を選びます。

つまり、開腹手術や開胸手術よりも、積極的に内視鏡手術を行う外科を受診し、なんとか内視鏡でがんを取れないか、検討します。内視鏡手術とは、患者さんの体に数ミリ〜2センチ程度の小さな穴を数カ所開けて、内視鏡（先端にレンズのついた管）と細い手術器具を入れて行う手術のことです。

ただし、内視鏡手術は、原則として粘膜上にあるがんを対象としています。そのため、粘膜下までがんが広がっている場合、内視鏡手術の適応外になります。

では、内視鏡手術を選べない場合はどうするか。手術がいいのか、あるいは、三次元ピンポイント放射線療法という特殊な放射線治療、前立腺がんや直腸がんなどであれば小規模な放射線治療など、より効果的な治療法がないか、徹底的に情報を集め、担当医と相談することをお勧めします。

その際のポイントは、正常組織をなるべく傷つけずに、がんを根絶する効果がより高いものを選ぶことです。そのためには、担当医の力量も重要です。本当にこの人に命を託していいのか、患者さん自身、しっかりと見極めましょう。

さらに、もしも私自身がステージ1やステージ2のがんにかかったとすれば、次の4章で紹介するようなサプリメントによる全身状態の改善や、免疫細胞を助けるたんぱく質の補給、そして、手術時に遺伝子治療や免疫治療も追加することを考えます。サプリメントと栄養（たんぱく質）の話は次の章にゆずるとして、ここでは手術に遺伝子治療や免疫治療を追加するということについて説明しましょう。

手術のついでに、がんを直接狙って免疫・遺伝子治療

遺伝子治療や免疫治療は、一般的には外から注射を打つか、点滴で行います。しかし、

内視鏡手術を受けるのであれば、そのときについでに、遺伝子治療薬や培養して増やしたNK細胞を、内視鏡治療用のガイドワイヤ（治療器具を目的の部分にまで導くためのもの）という器具を使って、直接、がんができた部分に注射することが技術上、可能です。

食道や胃、十二指腸、大腸はほとんど内視鏡でカバーできますし、同じように、肺も、「気管支鏡」（口や鼻から、気管や気管支の中に挿入する、内視鏡の一種）を使って、内側から直接打つことができます。あるいは、腹腔鏡（お腹に穴を開けて挿入する内視鏡）を使ったら、肝臓や腎臓、すい臓、子宮、卵巣といったお腹まわりの臓器に直接、薬を入れることができるので、ほとんどの臓器をカバーできるのです。

内視鏡を使って遺伝子治療薬やNK細胞を打つ方法のほうが、外側から注射したり点滴したりするよりも、より治療成績は良くなります。届けたい場所に直接届けることができるのですから、当然でしょう。

たとえば点滴で入れると、全身にまわるので、届けたい場所の濃度を高めようと思ったら、大量に入れなければいけません。一方、直接届けることができるということは、少ない量の薬剤で濃度を高めることができるということ。使う薬が少なければ、経済的にもメリットがあります。

ところが、一つ問題があります。内視鏡手術や気管支鏡下治療は保険診療ですが、遺伝子治療や免疫治療は自由診療です。保険診療と自由診療を同時に行うことは「混合診療」

になりますから、原則、できません。

私は、内視鏡手術に、遺伝子治療や免疫治療を組み合わせることができれば、劇的に成績が上がると思っています。ぜひ、制度を改善してほしいと願っています。

では、現状、混合診療が認められていないから絶対にできないのかと言ったら、ひとつだけ、方法があります。それは、すべて自由診療で行うということです。私のクリニックのように、遺伝子治療や免疫治療を行っている医療機関に、内視鏡治療を行える設備があり、内視鏡を扱える医師がいて、自由診療で行う分には問題ありません。

当院では、今年から内視鏡の設備を導入し、東京大学から非常勤で内視鏡の専門医にも来てもらっています。内視鏡を使って直接がん患部に免疫治療、遺伝子治療を行えるようになれば、末期がんの治療においてもより成績が良くなるだろうと期待しています。

「がん」と言われれば、誰しもびっくりして、不安になるでしょうし、「すぐにでも治療を受けたい」と思うかもしれません。しかし、早期がんであれば、十分に時間があります。そんなに急にがんが大きくなることはありませんから、焦る必要はありません。

がん治療は〝情報戦〟でもあります。「早く手術を受けなければ！」と焦るより、よりベターな治療法はないか、最新の情報をできる限り集めて、最善の治療法を選ぶことが大切です。

第4章

がん治療を変えた
三つのサプリメントと安定ヨウ素水

なぜ、サプリメントなのか

3章では免疫治療、遺伝子治療、温熱療法という三つの治療法について紹介しました。どれか単独でがんを撃退できるというわけではなく、これらを組み合わせて治療にあたることがほとんどです。そして、最近では、これらの治療の前に、サプリメントを使うことが増えています。というよりも、ほとんどのケースで、サプリメントを使って全身状態を改善することがスタートになっています。

みなさんは、サプリメントに対してどんなイメージを持っていますか？「いいのかどうか、わからない」「あやしい」と思っている人もいるかもしれません。私自身、最初は半信半疑でした。というよりも、仮にも最先端医療に携わってきた研究者、臨床医として、好んではいなかったというのが正直なところです。

特定のサプリメントを「いい」と言えば、「お金をもらっているんじゃないか？」「金儲けだろう」と、誤解する人もいるでしょう。ですから、よっぽど「いい」と確信しなければ言及することも、使うことも避けたいと思っていました。

しかし、次第に、使わざるを得なくなってきました。というのは、私が末期がんの治療を行っていることを知ったご家族がクリニックに相談にいらっしゃるのですが、当の本人は体力が落ちていて通院できない、病院に入院していて抜け出せないということが続いたのです。

よそ様の病院に行って、注射をしたり、点滴をしたりするのは、医師法上も仁義上もNGです。免疫治療の準備のために採血をしようと思っても、病院に断られてしまいます。毛布型の温熱療法装置を使うことくらいは問題ないでしょうから、かろうじて温熱療法はできますが、遺伝子治療と免疫治療はできません。

これらの三つの治療は組み合わせてこそ、威力を発揮するもの。温熱療法一本では、当然のことながら、末期がんを治せません。

体力が落ちてクリニックに通院することのできない入院中の患者さんたちに、何かできることはないか？　入院している病院にも迷惑がかからず、医師法にも薬事法にも違反しない方法はないか――。

そう模索しているうちに、医薬品ではないものを飲んでもらって少しでも体調が良くなったら退院してクリニックに来てもらえばいいんじゃないか、という発想に思い至りました。サプリメントであれば、水や食べ物と同じですから、患者さんが自分の責任で飲む分には、病院は何も言いません。

そういった経緯があって、良いサプリメントを見つけ始めたのです。クリニックの場所を長崎から東京に移して、サプリメントに関する情報がたくさん入ってくるようになったことも、そのことを後押ししてくれました。

99％のサプリメントは末期がんには効かない

私がサプリメントに対して第一に求めたのは、今、体力がすっかり落ちて弱ってしまっている患者さんの全身状態を改善して、外に出られるようにしてくれることです。

なぜ、末期がんの患者さんがご飯も食べられなくなって、ヘロヘロになってしまうのかと言うと、一つには、腸内環境が悪化して、腸にたまったゴミが全身を循環し、全身状態を悪化させてしまうから。もう一つは、がん細胞が出す活性酸素が全身に回っているからです。

そこで、まずは腸内環境の悪化と活性酸素という二つの原因を解消してくれるサプリメントを探そうと、さまざまなものを試しました。「いい」と言われるもののうち、がん患者さんに対して実績があるものを、一つひとつ試していったのです。

世の中には本当にたくさんのサプリメントがあります。しかし、99％のサプリメントは残念ながら効果はありませんでした。ただ、根気よく探すと、なかには本当に「いい！」と思えるものが見つかりました。それが、次の三つのサプリメントです。

- 乳酸菌清涼飲料水「腸内細菌コッカス菌」（以下、コッカス菌）
- 白金パラジウムをコロイド化した抗酸化溶液（以下、抗酸化ドリンク）
- フコイダンが入ったナノバブル化した水素水（以下、フコイダン入り水素水）

腸内環境を改善するためにはコッカス菌が、活性酸素を除去するには白金パラジウムかフコイダン入り水素水が現時点では最も有効と考え、現在、私のクリニックではこの三つを組み合わせて使っています。

では、それぞれについて紹介しましょう。

1 腸内環境を整える「コッカス菌」

なぜ、腸内環境なのか？

全身状態が非常に悪くなった末期がんの患者さんは、例外なく、腸内細菌の状態も悪くなっています。便が出なくて便秘状態になっている人がほとんどで、腸内には宿便が溜まっています。

たとえ口から食べられなくなって、何も食べていなくても、宿便は溜まっています。なぜなら、小腸の上皮は、毎日脱落して入れ替わっているので、脱落した上皮はその他のものと一緒に、ゴミとなって腸内に溜まるからです。

さらに、がん細胞も余計なものを出していて、それもゴミとなって溜まっていきます。にもかかわらず、便が出なければ、腸内に溜まる一方。それが宿便の元となるのです。

宿便が溜まれば、腸内で善玉菌が減って悪玉菌が増えてくるため、さらに腐敗が進み、腐敗ガスや腐敗物がどんどん溜まっていきます。そして、腐敗物質の一部は血管に取り込まれ、血液循環に乗って全身に回ってしまうのです。

アンモニアや窒素など、本来はゴミとして出さなければいけないものが全身に循環してしまうのですから、全身の臓器の機能がガクッと落ちてしまって、ひどい頭痛やめまい、倦怠感といった症状を起こします。特に脳にとって、非常に良くない。

一方で、がんとの闘いで大事な免疫系はというと、ほとんどの免疫細胞はいったん腸を経由して全身に回る循環になっているため、腐敗したガスや有害物質がウヨウヨしている腸の中をくぐらなければいけなくなります。しかも血液の中にまで不純物が入ってくるわけですから、当然、免疫細胞の機能もガクンと落ちます。

がんの進行を止める役目も持っている免疫細胞の数と機能がガクッと落ちるということは、がんの増殖スピードがさらに上がるということ。そうすると、さらにがん細胞が身体に悪い物質を出して、それらがゴミになって捨てられて……という悪循環に陥っていくのです。

「がん性悪液質」という言葉、聞いたことはありますか？

「悪液質」とは、栄養不良で衰弱した状態を指す医学用語です。がんが進行してくると、筋肉が減って、極端に痩せてきます。がんで亡くなったタレントさんなどの晩年を思い出すと、思い当たるのではないでしょうか。みなさん、極端に痩せ細ってしまいます。

がん性悪液質と呼ばれるような状態に陥るのは、毎日入れ替わる小腸の上皮やがんが放出している有害な物質などが腸に溜まって宿便となり、有害物質が血液の流れに乗って体中をまわり、正常細胞が弱っていくからです。つまり、宿便として、ゴミが腸に溜まってしまうことがそもそもの始まりなのです。

100種類の中から選び抜いたコッカス菌

末期がんで全身状態がすっかり悪くなって、弱っている患者さんに対しては、まず何よりも、溜まっている宿便を外に出してあげなければいけません。そのためには、非常に強力に腸を動かしてくれるものが必要です。そして、たどりついたのが、コッカス菌でした。

腐敗物が腸に溜まってくると、腸の神経が麻痺して、腸が動かなくなってしまいます。だから、便秘になるのです。便秘になれば、さらに悪い物質が溜まって、腐敗物ができて、腸のぜん動運動が止まる――。

この悪い流れを断ち切るには、強力な力で腸をガガガッと動かしてあげなければいけません。では、麻痺している腸を強力に動かしてくれる刺激物質は何か？

便秘に良いと謳われているものは、世の中にたくさんありますよね。ヨーグルトがいいとか、乳酸飲料がいいとか、便秘に効くお茶とか、いろいろな商品が出ています。ダイエット目的として販売されている商品も多数あります。

しかし、そうしたものは、そこそこ健康な普通の人の腸にやさしいという話であって、もういつ亡くなるかわからない末期がんの患者さんの、コールタールのような宿便が溜まって腐敗してしまっている腸を動かすほどの作用はありません。ですから、身近にスーパーやコンビニで売られているようなものはまったく役に立ちませんでした。

腸内環境を改善するという名目で売られている商品は、国内だけでも数百種類にも上ります。そのなかからスクリーニングをして強力な作用を持っていそうなものをまず100種類ほど選び、販売している会社に連絡を取って「がん患者さんではどのくらいの実績がありますか？」と聞いて回りました。そして、「がんが治りました」という実績がある10種類ほどに絞り込んでいったのです。

その10種類を、「もう今日亡くなるかもしれません」「明日かもしれません」と言われて病院のベッドで痩せ細って寝ている患者さんに試させてもらったのですが、ほとんどのものは効果は発揮せず、余命宣告どおりに亡くなられていきました。そのなかで、最も成績が良く、強力に腸を動かす力を持っているように思えたのが、コッカス菌でした。

「腸内環境で免疫系が変えられる」という初の臨床研究

少し横道にそれますが、「腸内環境を改善すれば、全身の状態も改善でき、免疫の機能を上げられるんじゃないか」と考えたのは、以前に、腸内環境とアレルギーの関係を研究していたからです。

私のもともとの専門はアレルギーで、「どうやったらアレルギーを予防できるか」という研究を行っていました。あるとき、「腸内環境を変えればアレルギーを予防できるのではないか」と考え、熊本県の小国町で、生まれたばかりの赤ちゃんを対象に腸内環境とアレルギーの発症について研究したことがありました。

まず、アレルギーのないお子さんとアトピー性皮膚炎を発症したお子さんとを比べて、うんちのなかの菌に違いがあるかを調べたところ、善玉菌と悪玉菌の割合がまったく違っていました。アレルギーを発症しないお子さんは、善玉である乳酸菌の割合が多く、悪玉の病原性大腸菌が少なかったのです。

そこで、「乳酸菌を増やしてあげればアレルギーを予防できるのではないか」と仮説を立てて、生まれたばかりの赤ちゃんを二つのグループに分けて、一方はミルクに乳酸菌を混ぜて飲ませ、もう一方にはプラセボとして小麦粉を混ぜて飲ませてアレルギーの出方を比べました。

全部で600人のお子さんを3～6年追跡したところ、小麦粉を混ぜたミルクを飲んでもらったお子さん、つまりは普通に育てられたお子さんの場合、3割ほどの子がアレルギーを発症しました。これは日本で生まれた子どもの平均と同じです。一方、乳酸菌を混ぜたミルクを飲んで育ったお子さんでは、ほんの数%でした。乳酸菌を増やすことでアレルギーの発症を抑えられたわけです。

これは、「腸内細菌で免疫系が変えられる」という可能性を示唆した、人を対象にした世界初の研究になりました。

こうした経験があったので、「アレルギーでうまくいったのだから、がんの患者さんでも腸内細菌のパターンを変えれば免疫系も変わるのではないか」と思い至ったのです。

危篤状態だった患者さんが、歩いてトイレに行った

さて、末期がんの患者さんの話に戻りましょう。コッカス菌の効果は早ければ半日、平均で1日、2日で現れます。ただ、当初は粉末タイプしかなかったため、患者さんに飲んでもらうのが一苦労でした。

食欲どころか、水さえほとんど飲まなくなって、意識も朦朧としているような患者さんに、「粉末を水で流し込んで飲み込んでください」と言っても無理な話。困っていたところ、ドリンクタイプが登場したので、現在は、ドリンクタイプのコッカス菌を使っています。

ドリンクタイプであれば、水差しみたいなもので口から飲んでもらうこともできますし、胃ろうをつくっている患者さんや鼻からチューブで栄養を入れている（「経鼻胃管栄養」と言います）患者さんであれば、そこに混ぜればいいわけです。

一瓶50ミリリットルのボトルを1日6〜10本飲んでもらうのですが、早ければ半日も経たないうちに、ブオーッと音がして大便が出てきます。

こんな患者さんもいらっしゃいました。末期の肝臓がんだった高橋さん（50代・女性）という方です。

肝臓は「沈黙の臓器」と呼ばれるように、早期には症状がほとんどありません。高橋さんも、がんが進行するまで気づかず、気づいたときにはがんが転移していて、全身の皮膚に黄疸が出て、会話どころか、ご家族が話しかけてももう反応がないような状態でした。

ある病院に入院していたのですが、このままでは助からないと思ったご主人が、突然、私のクリニックに相談に来られました。主治医に「今夜を越えられないかもしれない」と言われたそうで、「助けてください！」と駆け込んできました。

高橋さんは当時、まだまだお若いこともあって、このまま何もせずに死を迎えるというのはどうしてもあきらめがつかなかったのでしょう。

ご主人から高橋さんの状態をうかがって、まずは宿便を外に出すことが先決と考えた私は、「このドリンクをチューブでなんとか飲ませてください」とコッカス菌を10本渡しました。

病院に戻ったご主人は、「今夜は越せないでしょうから、親戚全員を呼んでください」と主治医から言われながらも、コッカス菌3本分をなんとか押し込んで入れたそうです。そうしたら突然、それまで意識もなく朦朧としていた高橋さんが目を開けて、意識を取り戻したそうです。そして、オムツにドバーッと真っ黒な大便をされた。

驚いたご家族は、すぐにナースコールを押して看護師さんを呼びました。看護師さんもびっくり仰天です。わけがわからないまま看護師さんがオムツを替えていると、それまでは「母さん、母さん」と呼びかけてもボーッとしていた高橋さんがすくっと起き上がって、「あー、トイレに行きたい、トイレに行きたい」と言って、点滴を引きちぎって、すたすたと歩いてトイレに行かれたそうです。

私はその場にいなかったので、ここまでは後からご主人から聞いた話です。そして翌朝、「先生、先生、こうなりました！」と、ご主人が慌てて電話をかけてくれました。私も急いで病院に駆けつけたら、待ち構えていたのが病院の先生たちです。

「あなたですか？　高橋さんに何かをやったのは！」
「いったい何をしたんですか？　黙ってやるとは何事ですか！」

と、4人くらいの先生たちに病室で取り囲まれて次から次に追及されました。よっぽど予想外の出来事だったのか、あるいはよっぽど気分を害されたのか、追及は1時間ほど続きました。

しかも高橋さんが入院していたのは大部屋でしたから、他の患者さんも聞き耳を立てているわけです。同室の患者さんたちも「今夜があぶない」と言われていたことは知っていたようで、高橋さんの様子に相当びっくりしていました。

そんななか、当の高橋さんはというと、「お腹がすいた」と言って、朝ご飯を食べ始めていました。その後、退院し、今でも元気に暮らされています。

高橋さんのケースは、今まで診てきた患者さんのなかでも短期間で劇的に改善した顕著な例ですが、数日かけて宿便が出ていくにつれて調子が良くなっていくということはよくあります。ですから、全身状態が非常に悪化している患者さんに第一に行うべきは、腸内に溜まった宿便を出す、腸内環境を改善することです。

2 暴れるがん細胞を封鎖する「抗酸化ドリンク」

野口英世が考案した白金パラジウム

コッカス菌で全身状態が少し良くなったら、次に必要なのは、暴れるがん細胞をおとなしくさせる、あるいは正常細胞を守るために活性酸素を中和する還元剤です。これは、抗酸化ドリンクとフコイダン入り水素水を使い分けています。基本的には、胃がんや大腸がんといった消化器のがんには抗酸化ドリンクを使い、それ以外のがんにはフコイダン入り水素水を使っています。これについては次項で詳しくふれます。

それでは、まず抗酸化ドリンク（白金パラジウム）から説明しましょう。白金パラジウムは、あの野口英世が考案し、野口英世の友人であった石塚三郎が完成させた白金とパラジウムが入った活性酸素除去製剤です。

余談ですが、私は、野口英世という人をとても尊敬していて、大学の入学試験の面接で「君はどうして医学部に入りたいの？」と聞かれて「野口英世の伝記を読んで感動しまして」

と答えたほど。面接官からは、「いったい、どこの予備校の模範解答?」と疑われましたが、正真正銘、本気でした。

彼は、幼い頃に火傷を負ったことから化学反応で燃えるということに非常に執着していたそうです。ものが燃えるというのは空気中の酸素と結びつくからですが、体内でも酸素が炭水化物などを燃やしていることが明治の頃からわかってきました。そして、酸素は良いこともするけれど、悪いことも起こしているのではないか、と考えられるようになっていたのです。

当時はまだ「スーパーオキシド」(活性酸素の一種)といった言葉はありませんでしたが、強い酸化力を持ったものがあり、それをなんとかするには金属が役に立つんじゃないかと、野口英世は経験上、知っていたそうです。

というのは、彼は、医者になった後、歯科医の血脇守之助の紹介で高山歯科医学院(現・東京歯科大学)に下宿していたので、石塚三郎をはじめ、将来歯科医をめざす人たちと交流し、みんなが歯の治療をしているのを見ながら勉強をしていたのです。だから、野口英世は金属に非常に深い造詣がありました。

こうした背景があって、野口英世が「金属が持っている還元力を、人体に活用できるのではないか」という構想を抱いて、友人の石塚三郎と検討を重ね、野口が亡くなった後に石塚が完成させたのが白金パラジウムコロイドなのです。

がんを覆い隠してくれる⁉

抗酸化ドリンクは、白金とパラジウムが混ざった真っ黒な液体です。もともとは急性胃腸炎の治療薬として売られていました。

白金とパラジウムは、どちらも最外殻の電子が一つ足りないため、足りない部分に電子を受け取る「還元力」を持っている金属です。ですから、がん細胞が、正常細胞を弱らせようと放出している活性酸素から出た電子を取り込んで中和することができます。

なおかつ、白金もパラジウムも非常に安定した金属です。口からのど、食道、胃、小腸、大腸と消化管を通っても、自分自身はまったく変化しません。

変わらないため、消化器系のがんのうち、消化管のなかでむき出しになっているようながんの場合、抗酸化ドリンクを飲むと、直接がんに働きかけることができます。

たとえば、消化管のなかにがんがいて、がん細胞が活性酸素をせっせと量産しているとしましょう。それに対し、抗酸化ドリンクを飲むと、のどから食道、胃とジャーッと流れてきて、がんにペチャッとくっついて薄い膜をつくり、活性酸素を完全に封じ込めてくれるのです。

そこで、胃がんに有効なのではないかと考え、まずは胃がんの患者さんに抗酸化ドリンクを飲んでいただきました。結果は、大当たりでした。進行した胃がんの患者さんに飲ませると、がんは消えないのですが、状態は非常によくなるのです。

抱きかかえられてきた患者さんが焼肉弁当を食べて帰った

ある患者さんは、両肩を抱きかかえられるようにしてクリニックを訪れました。スキルス性がんで、1カ月以上、まともに食事もできていないという方でした。栄養を摂っていないために、自分では立っていられないほど弱りきっていました。

抗酸化ドリンクは、1本6ミリリットルの小瓶が現在は5本セットで売られていますが、当時は、一箱12本入りでした。そこで、一箱分、つまり12本をその場で飲んでもらいました。すると、さっきまでは気分が悪くて歩くのもやっとだった人が、30分も経たないうちにシャキッとしだしました。そしてぼそっと言った一言が、「焼肉弁当を食べたい」。慌ててスタッフに頼んでお店に電話をして焼肉弁当を届けてもらったら、ご飯を少し残しただけで肉は完食しました。そして、自分で運転して帰っていかれました。

この変化には、私も正直なところ、驚きました。しかし、胃がんの患者さんの場合、こうした劇的な変化は稀ではありません。さっきまでは座ってもいられないほど気分が悪そうにしていた人が、突然元気になるということが多々あります。

ただし、抗酸化ドリンクはがんの進行を止めたり、がんを治すわけではありません。あくまでも、吐き気がしたり、気分が悪くなったりする原因である活性酸素を封じ込めてくれるというだけ。画像検査をすれば、がんはそのまま残っています。

そのため、抗酸化ドリンクのみを飲み続けても、やがて再び調子が悪くなっていきます。ですから、二の矢、三の矢を放たなければいけません。しかし、胃がんをはじめとした消化器がんで、初期状態を改善するには非常に有効です。

3 活性酸素を中和するフコイダン入り水素水

水素水は200億円の大市場

抗酸化ドリンクともう一つ、活性酸素を中和するために使っているのがフコイダン入り水素水です。水素水とは、水素を溶け込ませた水。

水素水は、コッカス菌や抗酸化ドリンクに比べて、一般の方にとっても馴染みがあるでしょう。美容や健康、アンチエイジングのために水素水を飲んでいる人もいると思います。

水素が注目されたきっかけは、日本医科大学の太田成男先生らが「ネイチャー・メディシン」に掲載した論文でした。論文の内容は、水素が悪玉の活性酸素ヒドロキシルラジカルを選択的に取り除いてくれること、脳梗塞を起こしたラットに水素ガスを吸わせたら脳の障害が改善されたことなどで、世界中の医師に大きなインパクトを与えました。そして、水素でがんが治るかもしれないということも示唆されたのです。

この論文をきっかけに、国内外の大学や研究機関で水素に関する研究が行われ、その後、数多くの論文が発表されています。そして、水素水や水素サプリメント、水素水生成スティック、水素化粧品など、水素関連商品もどんどん登場しました。今では、水素関連商品の市場規模はなんと200億円を超えるまでになっています。

水素は正しいが、多くの水素水が効かない理由

私自身も、関連する論文を読み、悪玉の活性酸素を取り除いてくれるということは末期

がんの患者さんにも有効なはずだ、と考えました。そして早速導入してみたのです。

1年間、水素水を作るサーバーを借りてみました。その機械をクリニックに置いて、患者さんの目の前でボコボコと水素水をつくり、患者さんに配ったのですが、予想外に効果はありませんでした。

治療を中止して、水素水だけで末期がんにどのくらい効果があるかを試したこともありますが、まったくダメでした。理由は単純で、水素が抜けてしまったからでした。

現在市販されている水素水の9割以上は吹き出し口から水素ガスをブクブクと噴出して、水に溶かすという方法でつくられています。ところが、水素の溶解度は限りなくゼロに近く、ほんの少ししか溶けません。しかも、温度が上がるとさらに溶けにくくなってしまいます。

これは、炭酸水と同じです。炭酸水を振ったり、温めたりすると、蓋を開けた瞬間にシュワシュワーと炭酸ガス（二酸化炭素）が抜けていきますよね。それと同じで、水素水も、温度が上がるとすぐに抜けてしまうのです。

水素はいいはずなのにどうして効果がないのだろうと思い、測定器で水素の量を測ったら、入れた直後は確かに水素が入っているのですが、数分もするとゼロになってすっかり抜けてしまっていることがわかりました。水素が効かないのではなく、水素が入っていないから効かなかったわけです。つまりは、「水素が入っていた水」、言ってみれば「ただの水」になっていたのです。

そこで、同じ間違いをしないように市販されている水素水を比較していたところ、見つけたのがフコイダンを入れてナノバブル化した水素水でした。

ナノバブル水素水とは、直径80ナノメートルという超微細な気泡（＝ナノバブル）を水の中でつくり、溶けにくい気体を高濃度で溶かし、しかも抜けにくくするという「ナノバブル技術」を使ってつくられた水素水です。

このフコイダン入り水素水をつくっている会社は、「ナノバブル技術」で特許を取っています。1ナノメートルが100万分の1ミリメートルですから、80ナノメートルとは、ごくごく小さな泡。

フコイダン入り水素水は、このナノバブル技術を使って水素が充満した超微細な泡をたくさん水に溶かしこんだうえ、抗がん作用があると言われているフコイダンもたっぷり加えたものです。ちなみに、フコイダンとは、ワカメや昆布などの表面のぬるぬるした部分にたくさん含まれている成分で、がん細胞を自滅（アポトーシス）に導く作用や、がん細胞が新しい血管をつくるのを抑制する作用、患者さん自身の免疫力を高める作用があると期待されています。

余命が短いすい臓がんに特に効く

このフコイダン入り水素水を使い始めたところ、非常によく効きました。末期がんと宣告されたにもかかわらず、フコイダン入り水素水を飲み続けているだけで、何年も元気に暮らしている人まで出てきたのです。

宮崎さん（60代・女性）も、その一人です。2・5センチほどのすい臓がんが見つかり、約1年、病院で治療を受けたあと、私のクリニックに来られました。最初は3カ月に1回の免疫治療と温熱療法で治療を始め、1年半ほどはそれで症状を抑えられていました。ただ、免疫治療はやはりお金がかかりますから、ずっと続けるのは難しい。

治療を始めてから1年ほど経った頃、「もう少し安い、なにかいい方法はありませんか？」と、率直に相談されました。ちょうど、私がフコイダン入り水素水の存在を知り、情報収集をして「それだけで何年ももっている人がいるらしい」と知った頃でした。

「がんを完治するのは難しいかもしれませんが、こういうものがあります。長い間、お付き合いできる自信はありますか？」

そう尋ねると、「できると思います」とおっしゃったので、免疫治療はやめて、フコイダン入り水素水だけを飲み始めました。それからもう1年半が経っていますが、すい臓に潜むがんはなくなりはしないものの、大きくなることもなく、いたって安定しています。

宮崎さんもそうですが、フコイダン入り水素水は、特にすい臓がんに非常によく効く印象があります。というのは、すい臓がんは、浸潤や転移をしやすいがんで、がんのなかでも特に治りにくいがんなのです。すい臓がんの死亡数は、すべてのがんのなかで5番目の多さ。罹患数（すい臓がんにかかる人の数）に対する死亡数の割合が極めて高いのが特徴です。早期がんから末期がんまでを合わせた5年生存率は、1割にも達しません。

すい臓は、お腹の奥のほうにあり、しかも初期症状がほとんどないため、早期に診断されることが少ないのです。見つかったときには、もう進行していて、8割もの人が1年以内に亡くなります。2年生きられる人はわずか。

病院の先生方に話を聞くと、宮崎さんのような2・5センチのすい臓がんで2年以上生きた人は見たことがないと聞きます。宮崎さんの場合は、2・5センチのすい臓がんが見つかってから、もう3年半が経っています。ずっと同じ大きさのままということは、進行が抑えられているということ。驚異的です。宮崎さんご本人も、とても喜んでいらっしゃいます。

お孫さんと過ごす時間をとても楽しみにされていて、しょっちゅうお孫さんの面倒をみているそうです。宮崎さんを見ていると、そういうかけがえのない時間、楽しみを持っている人は強いなと感じます。

宮崎さん以外にも、フコイダン入り水素水を飲むだけで2年以上もっているすい臓がんの方がたくさんいます。検査をすると、がんがなくなっているわけではありません。しかし、進行もしていない。おそらく、水素で活性酸素を中和し、フコイダンでがんの進行を抑えているのでしょう。

4 がん細胞を攻撃する「安定ヨウ素水」

ヨードチンキはなぜ消毒に使われるのか

コッカス菌、抗酸化ドリンク、フコイダン入り水素水という三つのサプリメントは、腸内環境を改善する、または活性酸素を取り除くことで全身状態を改善しようというのが目的でした。これらをうまく使って、ある程度全身状態が落ち着いたら、第二弾として、もう一つ別の目的で使っているものがあります。それが安定ヨウ素水（白川ヨード）です。

安定ヨウ素水を使う目的は、他の三つのサプリメントよりももっと直接的で、がん細胞を殺すためです。決して医薬品ではありませんが、安定ヨウ素水にはがん細胞を殺す効果がみられるのです。

安定ヨウ素水とは、一価の陰イオンヨウ化物を安定な水溶液にすることでヨウ素が持つ毒性を抑え、さらに、ヨウ素濃度を正確にコントロールすることで体内に取り込んだり、経口摂取できるようにしたものです。

ヨウ素と言えば、身近なところでは、消毒に使うヨードチンキに使われています。なぜ、ヨウ素が使われるのかと言うと、ヨウ素は、「ハロゲン族元素」と言って、最外殻に電子が一個余っています。その余った電子を放出して、ウイルスや細菌の外側の殻にぶつけて破壊してくれるのです。だから、殺菌作用、消毒作用を持つわけです。

たとえば、指をケガしたとしましょう。ケガをした部分にヨードチンキを塗ったら、殺菌作用でばい菌を殺してくれるわけですが、なぜ、ばい菌だけを狙って殺せるのでしょうか？　なぜ、皮膚の細胞は殺されずに、ばい菌だけを殺せるのかというと、正常な細胞は、「ＳＯＤ（スーパーオキシドディスムターゼ）」という酵素を持っていて、ヨウ素が放つ電子を中和することができるからです。ヨードチンキをかけて、ヨウ素が大量の電子を放っても、正常な細胞ではSODが片っ端から中和してくれるので、指の細胞には何も起こらないのです。

このSODという酵素、2章でも登場したことを覚えていますか？　ずる賢くて、私たちよりも一枚も二枚も上手に見えるがんにも弱点があるという話で、最大の弱点の一つがSODを持っていないこと、と紹介しました。

この「がんはSODを持っていない」という弱点を利用した治療法が、安定ヨウ素水なのです。

安定ヨウ素水をごくごくと飲むと、ヨウ素が血液に入っていきます。そして血液を経由して、正常細胞にもがん細胞にも到達します。正常細胞では、ヨウ素が電子をばら撒いても、SODがきっちりと守ってくれますから何も問題は起こりません。ところが、がん細胞は、SODがないためブロックすることができないのです。

飛んできた電子にたんぱく質をズタズタに壊されたがん細胞は、生命活動を維持することができなくなります。そして、死滅していく。つまり、ヨウ素ががん細胞を殺してくれるのです。

安定ヨウ素水は、一定の濃度のヨウ素を水溶液の状態で安定化させています。ヨードチンキは無機のヨウ素、つまり元素そのものなのですが、高濃度のヨウ素であるためそのままでは体内に摂り入れることはできません。

というのは、のどぼとけの周辺にある甲状腺を破壊してしまうからです。甲状腺は、身体の新陳代謝を盛んにする「甲状腺ホルモン」を分泌しています。この甲状腺ホルモンの主成分が無機ヨウ素。海藻などを食べると、海藻に含まれている無機ヨウ素が甲状腺に集まって、甲状腺ホルモンがつくられます。

ですから、無機ヨウ素は体にとって必要な元素ではあるのですが、大量の無機ヨウ素を体内に摂り入れると、甲状腺に全部集まってしまって、甲状腺の組織を形成しているたんぱく質にべちゃっと引っ付いて破壊してしまうのです。だから、大量の無機ヨウ素をそのまま飲むことはできないので、安全な濃度のヨウ素を水溶液の状態で安定化する必要があります。

つまり、「安全な濃度」と「安定した水溶液」という二つの技術によって、ヨウ素が甲状腺の組織に引っ付かずに細胞に取り込まれ、外に出るようにしているというわけです。実際、服用して2時間もすると、ほとんどが尿として出てきます。

ヨードは万能？

安定ヨウ素水（白川ヨード）は、経口摂取か、注射、点滴で行います。

安定ヨウ素水は何がいいかというと、とにかく抜群によく効くのです。どの種類のがんにも効きますし、がん以外の病気、たとえば腹膜炎や喘息、神経痛、認知症、リウマチなどにも効きます。

なかでも、一番効くのが、脳です。脳には「ブラッド・ブレイン・バリア」（血液脳関門）と言って、脳に余計なものが入ってこれないようにブロックする機能があります。脳は人間の体の中枢ですから、変なものが入ってきたら、全身に影響を起こします。だから、ほとんどの薬は、この脳の関門を通過することができません。それが治療のネックになっています。

ところが、安定ヨウ素水は、脳にもちゃんと入っていきます。私たちが治療をしていて、一番困るのが、脳に転移したがんなのですが、安定ヨウ素水は脳転移にも非常によく効きます。

そもそも、私が安定ヨウ素水を信頼した最初のきっかけが、脳転移に効くということでした。

がんが脳に転移すると、転移した場所によって出てくる症状が変わります。たとえば言語中枢をやられてしまうと、言葉が出てこなくなったり、相手の言うことが理解できなくなったりして、会話ができなくなってしまいます。そうするとまず気づくのが、家族です。本人は自覚していなくても、まず周りが「あなた、何を言っているの?」と気づく。そして進行していくと、脳圧が上がってくるので、頭が痛くなりますし、言いたいことがどんどん言えなくなってくるので本人も「おかしい」と自覚します。

そうした患者さんに安定ヨウ素水を飲んでもらうと、言葉がはっきりしてくるのです。安定ヨウ素水が効くと、がんが小さくなって、脳圧も落ちてくるので、脳の機能も回復していきます。

しどろもどろにしか話せなかった人が、次第に「先生、今日は元気です。ありがとうございました」とクリアに話せるようになるので、CTを撮らなくても効いたことがわかるくらいです。

さすがに全員が全員に効くというわけではありませんが、改善する人がかなり多いとは言えます。がんが脳に転移した場合は、抗がん剤は効きにくいですし、免疫治療や温熱療法でもなかなか難しいのですが、私の経験上、一番よく効くのが安定ヨウ素水です。

また、安定ヨウ素水は胆汁に溶けて出てくることが多いようで、胆のうがん・胆管がんにもよく効きます。国立がん研究センターが公表しているデータを見ると、胆のうがん・

胆管がんの5年生存率は2割前後。それだけ治療が非常に難しいがんですが、安定ヨウ素水では治療成績が非常に良いのです。

そのほか、白血病や悪性リンパ腫といった血液のがんにもよく効きます。安定ヨウ素水は飲むだけではなく、点滴で血管のなかに直接入れることができるからです。直接血管に打てば、血管のなかをうようよ泳いでいるがん細胞に、高濃度でヨウ素を流し込むことができます。ですから、主治医からはもう手遅れと言われた白血病などの患者さんが、安定ヨウ素水ですっかり治ることがあります。

しかも、強力な効果のある薬なら、必ずある副作用も、ほとんどありません。副作用はほぼなく、がん細胞を殺してくれる、魔法のようなサプリメントです。

ジャズシンガーのチャリートさん（50代・女性）も、安定ヨウ素水でがんがなくなりました。「咳が止まらない」と病院に行ってCTを撮ったら、肺にボコッとがんが映っていたそうです。腫瘍マーカーも次第に上がってきて、「これはまずい」と、知人の紹介で私のクリニックに来られました。

シンガーにとって、肺は大事。「肺活量が落ちたら、自分の歌手生命は終わりです。だから、なんとか切らずに治してほしい」。それが、チャリートさんの切実な希望でした。

しかも、フィリピンと日本を行ったり来たりの生活です。忙しいスケジュールのなかでも続けられる治療をということで、安定ヨウ素水を1日10ccだけ飲んでもらいました。半年ほど経った頃、CTを撮ると、肺にあった白い影はすっかり消えて、腫瘍マーカーも下がっていました。

チャリートさんの場合は進行がんではありませんでしたが、シンガーという職業上、肺を切り取る手術はどうしても受けられないということで安定ヨウ素水で治療を行いました。ステージ1、2のがんの治療経験は少ないので、はっきりとは言えませんが、チャリートさんの場合はすっかりがんが消えて、もちろん今もシンガーとして活躍されています。

ところで、そんなに効くのなら、なぜ医薬品として認められないのか、と不思議に思うかもしれませんね。日本では、ヨウ素は甲状腺を壊すものであり有害物質として考えられていたので、ヨウ素を体内に取り入れる、口から飲むということは認められてこなかったのです。

そのため、医薬品ではないのに妙に効くという、不思議な立ち位置になってしまいました。高い金額で売買されることもあったので、医師のなかには良い印象を持っていない人もいます。しかも、ヨードと言っても、どこでも質が担保されているわけではないという問題もあります。

しかし、本来は本当によく効くのですから、埋もれてしまうのはもったいない。そこで私のクリニックでは、院内に安定ヨウ素水を半自動でつくれる機械を導入して、全工程を院内のクリーンベンチの中でつくって、患者さんに使っています。患者さんのために、オーダーメイドサプリメントをつくっているのです。そして近々、全行程をすべて自動で製剤化できる機器も導入する予定です。

現在では、免疫治療、遺伝子治療、温熱療法といった治療のなかでもメインの治療法として捉えています。

治療法を選ぶときに大事なのは、

①効果があるのか
②辛くないか（痛みや副作用など）
③費用はどのくらいかかるか

という三つの視点だと思います。これらのバランスを考えて治療法を選ぶべきです。その点、安定ヨウ素水は効きは良くて、副作用はほとんどなく、その上、免疫治療などに比べてコストも高くはありませんので、非常に費用対効果の高い治療法と言えます。

食事療法は、言うは易し行うは難し

ここまで、三つのサプリメントと安定ヨウ素水について説明してきました。コッカス菌、抗酸化ドリンク、フコイダン入り水素水という3種類のサプリメントで全身状態を改善し、安定ヨウ素水でがん細胞を直接殺す。これらは、現在、私が行っている治療のなかでとても大きな役割を占めるようになっています。

しかし3年ほど前までは、免疫治療、遺伝子治療、温熱療法という三つの治療法に、食事療法を組み合わせるという考えで、私は末期がんの治療を行っていました。食事療法を取り入れた理由は、食欲や意欲を高めたり、免疫を高めたり、下痢や便秘を解消したりといった体の土台づくりが一番の目的でした。

つまり、全身状態の改善のために、サプリメントではなく、以前は食事療法を使っていたのです。しかし現在は、食事に関してはほとんど縛りは設けていません。

食事療法の中心は、玄米です。玄米の米ぬかに含まれる「RBA」という成分には、免疫を活性化する強い作用があり、同じく、米ぬかに含まれるたんぱく質の一種「RBF」にはがん細胞に自殺を起こさせる抗がん作用があると言われています。玄米の効果は、私も理論的に正しいと思います。

患者さんのなかにも、玄米菜食（マクロビオティック）を独自に実践している人は多いです。玄米菜食とは、玄米を中心に、野菜、海藻類、豆類、きのこ類などを摂取する食事療法のこと。

私も、以前は玄米菜食による食事療法とイオンミネラル溶液の経口摂取（難しい場合は直腸投与）を患者さんに推奨していました。しかし、「あれもダメ」「これもダメ」と厳しい食事制限を行うと、次第につくるメニューがなくなってしまいます。

そうすると、「何をつくっていいか、わからない」と、普段食事をつくっている方、大抵は奥さまがノイローゼのようになってしまうのです。あるいは、毎日同じような食事がテーブルに出ると、今度は食べるほうが食欲をなくしてしまう。患者さんやご家族が困り果てて、「どうしていいか、わからなくなりました」と相談にいらっしゃることがよくありました。

今、「食事でがんを治す」といった主旨の本がたくさん出ています。ベストセラーになっているものもあります。そうした本から情報を得て、食事療法を実践している人も少なくありませんが、食事療法は徹底しなければ効果はなかなか出ません。

食事療法の究極の目的は、飢餓作戦でがんを追い込むこと。しかし、自分はちゃんと生き残らなければいけませんから、ギリギリの闘いになります。「自分は生き残って、がんが先に衰弱するようにするには何をどう食べるか」を、かなり綿密に考えなければいけません。そうすると、専門家の指導を得ながらやらなければ難しいというのが、私の率直な意見です。

中途半端な食事療法ではうまくいきませんし、かといって、自分で徹底した食事療法をしようとすると制限がありすぎてノイローゼになってしまう……。多くの患者さんをみるなかでそんなジレンマを感じていたところ、前述の4種類のサプリメントに出合い、これらを使えば細かい食事療法を実践しなくても、状態を改善でき、口からパクパクと食べられるようになることがわかってきました。それで、食事に関しては特に制限をしないようになりました。

免疫細胞を助けるたんぱく質を補給する

食事制限は行っていませんが、逆に「たんぱく質をたくさん摂るように」と患者さんにはアドバイスしています。なぜなら、たんぱく質は、免疫細胞ががんを攻撃するのを助けるからです。攻撃の材料になるのです。

免疫細胞は、いろいろなホルモンを出して、がん細胞を攻撃します。そのホルモンの主成分が、たんぱく質です。たんぱく質は20種類のアミノ酸から構成されていますが、そのうち9種類は体内では合成することができません。それを「必須アミノ酸」と呼ぶのですが、これらは食べ物から摂り入れなければいけません。

玄米菜食による食事療法は、徹底して行えば、確かに最初の1、2年間はがんの勢いが弱まります。兵糧攻めがうまくいって、がんはじっとしているしかなくなるのでしょう。ところが、私の経験上、2、3年経つと、がんの勢いが増してくることがとても多い。がんが急に大きくなるのです。おそらく、玄米中心の食事では、たんぱく質が足りなくなるのでしょう。

たんぱく質、特に必須アミノ酸が不足してくると、私たちの体がとれる選択肢としては、たんぱく質を必要とするホルモンをつくるのを止めるか、どこかの筋肉を分解して、必要な成分をかき集めてつくるか——といういずれかです。身体のなかで一番たんぱく質が豊富なところと言ったら太ももの筋肉ですから、まず、太ももの筋肉を分解しはじめます。

だから、がんが進行すると、急に足が細くなるのです。そうすると、次第に階段の上り下りが大変になり、最終的には歩けなくなってしまいます。

ですから、たんぱく質はとても大事。なかでも、私が患者さんに強く推奨しているのは、卵です。「卵は1日に4個でも5個でもいいから食べなさい」と伝えています。

食べ方は、半熟で食べるのが一番お勧めです。生で食べるよりも吸収がいいですし、固ゆでにすると大事なたんぱく質が変性してしまいます。また、「大豆や魚、肉もどんどん食べてください」と言っています。

一方、炭水化物はというと、食べられる量が限られている末期がんの患者さんにとっては、あまり必要ないでしょう。少ししか食べられないのであれば、炭水化物よりもたんぱく質を摂ったほうがいい。食事では、免疫細胞ががんを殺すための道具になるたんぱく質を補給するということが、一番のポイントです。

いずれにしても、食事は以前のように制限するのではなく、たんぱく質を中心に食べられるものを食べたいだけ食べていただくようにしています。そして、体の土台づくりは、サプリメントで補っています。

サプリメントを治療の前段階に取り入れた最初のきっかけは「病院に入院していて免疫治療や遺伝子治療ができない患者さんに何かできることはないか？」と考えたからでしたが、今は入院中の患者さんだけではなく、自宅で療養されている患者さんにしても、サプリメントの組み合わせのあと治療を始めるケースがほとんどです。具体的にどんな手順で治療を進めていくかは、次の章で詳しく説明しましょう。

第5章

余命を告げられても約6割治る
——末期がん治療のプロセス

治癒の可能性がある人、ない人

ここからは、私のクリニックでは、どのようなステップで治療を行っているのか、紹介しましょう。他の末期がん専門のクリニックでも、共通する部分が多いと思いますので、参考にしていただければと思います。

当院での治療を希望される患者さんには、必ず、まずは電話をいただくようにしています。患者さんがかかっている病院の先生から紹介いただく際も、「来院する前に、必ずクリニックにお電話ください」と、患者さんに伝えてもらっています。

なぜ電話というワンクッションを置くのかというと、わざわざ来ていただいても、どうしても治療ができない方もいらっしゃるからです。一つには、そもそも治療に対する考え方が合わないということがあります。当院で行っている治療方法をまったくご理解いただけないにもかかわらず、「ご足労いただいても無駄足に終わってしまいます。

また、がんのなかでもステージ3、ステージ4の進行がん、末期がんの治療を専門に行っていますが、神様ではありませんから、残念ながらどんな患者さんでも治療できるわけではありません。やっぱり限界はあります。

私のクリニックでは、4章でも紹介した通り、第一ステップとして、ドリンクタイプの「コッカス菌」を使っています。その後、どんな治療を組み合わせるにしても、体内の免疫細胞たちに活躍してもらわなければ、最終的にがん細胞を全滅させることは不可能。ですから、腸内環境を改善するというステップは、避けては通れません。

なかには、ある程度状態がよくて、「コッカス菌」を使う必要のない患者さんもいます。しかし、そうではない場合、このステップを飛ばして、他の治療から始めても免疫系が破壊されたままですから、うまくはいかないのです。

そのため、第一ステップである「コッカス菌」を何らかの形で摂取することができなければ、治療を始めることはできません。もし口から飲むことが難しくても、お腹に胃ろうをつくってあったり、「CVポート」（皮下埋め込み式中心静脈ポート）と言って、薬や栄養剤を入れるために皮膚の下に埋め込んだポートがある場合は、それらから注入することができます。

しかし、口から飲むこともできなければ、胃ろうやCVポートもない、かと言って、これからつくれるかと言ったらそんな体力もない……となると、治療を始めようがないのです。

このほか、がん細胞が増殖しすぎて、全身の臓器がすでに機能不全を起こしている場合も、残念ながら助けようがありません。がんの最終ステージでは、多くの場合、直接の死因となるのは肝臓と腎臓です。

肝臓で毒素をろ過できなくなって体内に毒が回ってしまう、あるいは、腎臓で体内の毒素を排出できなくなって体中に毒が回ってしまう――のいずれか。こうなると治療を行っても治癒は望めません。やはり限界はあるのです。

ですから、

・液体を何らかの方法で体内に入れることができるか

・全身の臓器が機能不全を起こしていないか

が、治療ができるかどうかを決める最初の判断基準になります。

逆に言えば、がんがいくら浸潤・転移していても、全身の状態がそこまで悪化していなければ、治せる可能性はあるということです。だからこそ、ステージ3、4にまでがんが進行したら、なるべく早めに治療の方向転換を考えてほしいと思っています。

さて、最初の電話では、治療の可能性を判断するために、患者さんやご家族から話を聞き、どういう状態にあるのかという概要を教えてもらっています。治療が難しいと判断すれば、申し訳ないのですが、電話の時点でそのことを率直にお伝えます。「治療ができるかもしれない」と期待をもたせるほうが、かえって悪いと考えるからです。

治癒の可能性がある場合には、今度はクリニックに来ていただきます。とは言え、末期がんの患者さんですから、当然、元気ではありません。病院に入院していて外出が難しい、状態が悪くて東京まで出てくるのはしんどいというときには、私が、患者さんが入院している病院に伺ったり、お近くの駅付近の喫茶店などでお会いすることもあります。

面談で行うのは、より詳細な現状の把握です。痛みはあるのか、困っている症状はあるのか、これまでにどういう治療を受けてきたのか、今後について主治医からはどう言われているのか、それに対して患者さんやご家族はどう受け止めているのか――。

そうした現状をうかがうと同時に、話を聞くだけでは正確な判断はできませんから、治療を受けた医療機関のカルテの写しや画像データ、検査データ、紹介状（診療情報提供書）も持ってきてもらいます。

そのうえで、治癒の可能性があるのかを改めて判断するとともに、治療を受けるかどうか、患者さんに決断いただきます。しかし、その場で決断される患者さんはまれ。ほとんどの方は、いったん家に帰って、ご家族と相談して最終的にやるかどうかを決められます。そして、やると決断された方には、改めてクリニックに来ていただいて、その方に合った治療計画を提案し、治療スタートということになります。

〝お金〟の問題と、〝覚悟〟の問題

電話で話をうかがって治癒の可能性があると判断し、クリニックなどで面談させていただいた患者さんのうち、実際に治療を始められるのは、10人中1〜2人程度です。実はそう多くはありません。残りの8〜9人の方は、結局、決断がつかずに、元の主治医のもとに戻っていかれます。

なぜ、治療を断念されるのか。多いのは、まず費用の問題です。

サプリメントにしても免疫治療や遺伝子治療、温熱療法にしてもすべて自由診療ですから、治療にかかる費用はすべて患者さん自身の負担になります。具体的にどのくらいの費用がかかるかということは、後で改めて紹介しますが、保険診療に比べれば自己負担額はやはり高くなります。

もう一つは、悩んだ末に最終的には権威のある病院を選ぶというケース。患者さん自身が「やっぱり大学病院の教授先生のほうが……」と判断されることもあれば、本人は「抗がん剤ではなく、末期がん専門のクリニックで治療が受けたい」と思っても、周りの家族や親戚から「やめたほうがいい」「大きな病院に診てもらったほうがいいに決まっている」などと説得されて、断念されることもあります。

一般的に、私のような小さなクリニックの医者よりも、大学病院やがん専門病院の先生のほうが安心なのでしょう。残念に思うこともありますが、治療は、医療を受ける側と、我々医療スタッフ側との信頼関係がなければ、うまくいきません。また、〝標準〟治療と呼ばれる治療をスパッとやめて、治療を方向転換するのは、たとえ治療成績が良いというデータがあっても、患者さんにとっては覚悟を要するのでしょう。

また、覚悟と言えば、「もう末期で、治療のしようがありません」と主治医に言われ、私のところに来たときには「可能性があるのなら、どんな治療でも受けます！」と覚悟を決めたのに、治療の結果、だんだん状態が良くなって、いざ「助かるかもしれない」となった途端に、「もう怖いことはしたくない」と、突然消極的になってしまう患者さんも。不思議なものだな、と思います。

治療がうまくいく条件は三つ

私は、治療がうまくいくには三つの条件があると考えています。ですから、これらの条件が整わない限りは、治療を始めないことにしています。条件とは、次の三つです。

・本人の強い意志
・家族や友人など周囲のサポート
・患者さん本人、家族と私たち医療スタッフとの信頼関係

一番目の「本人の強い意志」は、言うまでもないでしょう。「どんなことをしても生きる」という強い意志があるかどうかは、何よりも重要です。

二つ目の条件が、家族や友人など、身近に、自分の仕事を放り出してでもその人をサポートするという支援の輪がどのくらいあるか、ということ。末期がんで、全身状態が相当に悪くなっている患者さんです。治療のためにクリニックに行くにしても、誰かサポートしてくれる人がいなければ難しいのです。

本人の希望と家族の希望が一致しないことは多々あります。患者さん本人はもうあきらめて、「残された日々をゆっくり過ごしたい」「お金を使ったら家族に迷惑がかかる」などと思っていても、周りの家族は「何もしなければ自分たちに後悔が残る」と、治療を希望されることもあります。

逆に、本人はまだまだあきらめていないのに、周りから「そんなにお金があるわけでもないし、今さら何をやっても無駄」と言われてしまった、ということも。極端なケースでは、「遺産分割の方法まで決めたんだから、先生、いまさら助けないでください」とストレー

トに言われたこともありました。「いまさら元気になられても困るので、もう治療はいいです」と、患者さんを連れて帰った家族もいました。

いずれにしても、患者さんと家族の意見が一致しない限り、治療は始めないことにしています。というのはどんなに家族が希望しても、本人の意志が伴わなければ、治療を途中で放り出されるかもしれません。逆に、本人の意志を尊重して治療を始めたものの、あとから兄弟やら親戚やらが出てきて、反対されて中断することもあります。

特にあとからもめやすいのが、家族や親戚に医療関係者がいる場合です。せっかく本人も家族も決心して、前向きに治療を始めたにもかかわらず、翌日になって「ごめんなさい、やっぱりやめます」と言われることがあります。

理由をたずねると、「親戚の医者から、『なんでがん専門病院の治療を止めて、小さいクリニックの医者の言うことを聞くんだ』と反対されちゃいまして……」と。「親戚の医者」の場合もあれば、「親戚の看護師」「親戚の薬剤師」の場合もあります。

声の大きな身近な医療者の言うことに、左右されてしまう人は多い。ただし、医療者といえども、専門外のことにまで深い知識を持ち、正しい判断ができるかと言うと、そうとも限りません。

さて、三つ目の条件は、患者さん、家族と、私たち医療スタッフの間に信頼関係があるかどうか、です。私たち医者は、患者さんの状態を聞いて、その人にとってベストな治療法を提案するわけですが、もしも信用されていなくて、渡したサプリメントや処方した薬を飲まずにこっそり捨てられていたら、治療をコントロールすることはできません。それは、お互いにとって不幸です。

私のクリニックでは、入院施設を持たず、すべての患者さんを在宅や通院で診ているため、患者さんには朝昼晩の食事内容やサプリメントの摂取状況、1日1回の体重測定と胸囲・腹囲の結果をノートに書いてもらっています。そうやって、患者さんが食事を食べているのか、サプリメントをちゃんと摂っているか、体重は減っていないか、胸水や腹水が溜まっていないか——をチェックしているのです。

この方法が成り立つのも、患者さんを信用しているからこそ。もしノートの内容に嘘があれば、適切なアドバイスをすることはできません。

お子さんに支えられて余命1カ月から始められた患者さん

末期の胃がんで「余命1カ月」と主治医に言われたあと、私のクリニックを訪れた宮脇さん（50代・女性）は、二人の息子さんに支えられながら治療を始めました。

宮脇さんは、胃の調子が悪く、消化不良が続いていたそうです。病院で検査を受けたら、10センチを超える非常に大きながんの塊が胃に見つかりました。「GIST」と言って、胃の内側を覆う粘膜の下にできるがんでした。

「あと1、2カ月しかもたないでしょう」

というのが、病院の主治医の見立てでした。家族で話し合い、「手術をやっても難しそうだ」と判断したものの、あきらめはしませんでした。宮脇さんはまだ50代半ばとお若く、お子さんも20代と30代。「お母さんがいなくなったら、僕たちは生きている意味がないよ。お金は、僕らが働いて支払うから心配しないで」と、息子さんたちから熱心な説得を受けたのです。

宮脇さんが選んだのは、コッカス菌でした。コッカス菌の粉末版を毎日限界量まで飲み、毎月の治療費は50万円ほど。それを二人の息子さんが、支払ってくれています。高給取りというわけではない二人の若いお子さんにとって、決して安い金額ではないでしょう。しかし、「お母さんの命には代えられない」と、息子さん二人が支えてくれています。

そんな家族の気持ちを受けて、宮脇さん本人も前向きに治療に取り組んでいるご様子で、経過は良好。「あと1、2カ月しか……」と言われていたのが、胃の調子もすっかり良くなり、1年ほどは何の症状もありませんでした。

ただ、胃にできた腫瘍が小さくなったわけではありません。1年を過ぎた頃から、がんの塊の一部が炎症を起こして出血し、三度ほど貧血を起こしています。でもそのたびに輸血をすると、すっかり体調が戻って元気を取り戻されています。

そうやって、もう1年半が経ちました。相変わらず大きながんがあるのですが、不思議なほどに、時折起こす貧血以外、症状は何もありません。往診に行くと、一人前のハンバーグをぺろりと召し上がっていたりします。

輸血をしてもらうために病院にもかかっているのですが、「あなた、何をしているの?」「こんな大きな塊があれば、そう長くはもたないはずなんだけれど……」と、どの医者も不思議そうにしています。

「奇跡」と感じますか?

しかし、こうした事例は、本当にたくさん経験しています。

治療の手順は「全身状態の把握→がん細胞の数の把握→治療の選択」

さて、ここからは具体的な治療の手順について紹介します。

治療をすると決まったら、まず行うのは全身状態の把握です。便秘は続いているのか、食事を摂れるのか、体温はどのくらいか、体重は落ちているのか――。こういったことから、全身状態の改善が必要かどうかを判断します。

全身状態の改善が必要であれば、まずはコッカス菌を飲んでもらって、腸内環境の改善に努めます。ある程度改善されれば、抗酸化ドリンクかフコイダン入り水素水で、がん細胞が出している活性酸素を中和し、さらに状態が落ち着いてきたら、安定ヨウ素水でがんを撃退していく。

このようにサプリメントを使ってから治療を進めていくのと同時に、考えなければならないのが、「遺伝子治療を行うか」です。

サプリメントの効果が現れてくるには少し時間がかかります。免疫治療を行うにしても、血液を採ってNK細胞を培養するという準備には2、3週間が必要です。

つまり、治療が佳境に入ってくるまでにはどうしてもタイムラグが生じます。その間にがん細胞がさらに増えて状態が悪化する可能性があれば、遺伝子治療を行います。簡単に言えば、あまりにがんが多いときには、がん細胞の分裂を止めるために遺伝子治療を使うのです。

そのため、全身状態を把握するのと同時に、「体内にがん細胞がどのくらいあるか」も把握します。具体的な数字を予測できるわけではありませんが、画像診断や腫瘍マーカーの結果をもとに、かなり多いのか、そこまで多くはないのかといっただいたいの概略をつかみます。そして、遺伝子治療が必要かどうかを判断しています。

さらに、体温の動きや患者さんの栄養状態を見て、温熱療法が必要かどうか、可能かどうかを判断します。体温が低ければ、がん細胞に有利な身体になっているということですから、基本的には温熱療法を行いたい。しかし、体温が低くても、ほとんど食べられなくて、栄養補給が難しい場合は、温熱療法は避けるしかありません。

医療というのは100％か0％かという世界ではありません。メリットもあればデメリットもあることがほとんどです。温熱療法にしても、体温を上げてがんを殺すというメリットがある反面、体温を上げるために大量のカロリーを失って体重を落とすというデメリットもあります。体温を上げてがんを殺すメリットはあっても、それと同程度に体重を落とすデメリットがあるのであれば、やる意味はありません。

また、体を温めればたくさんの汗をかきます。その分、水分補給をしなければいけません。腎臓機能に障害があり、大量の水分摂取が難しい場合にも、温熱療法はお勧めできません。

正直なところ、以前には体力がすっかり落ちている患者さんも含めて、温熱療法を行っていた時期がありました。当時は長崎のクリニックで、滞在型の治療を行っていました。患者さんには近くの宿泊施設に泊まっていただき、その間、毎日、麦飯石を敷き詰めたドーム型のサウナに10分間入ってもらう。それを、2～3週間の滞在期間中、毎日行っていたのです。

しかし、健康な人にとってもサウナに10分間入っているのは、そこそこ体力を使います。慣れない人にはかなりしんどい。まして末期がんでやせ細って体力が落ちている人にとっては、なおさらです。5分も経たないうちに、「先生！　しんどいです、出してください！」と言われて、サウナから出すというのを繰り返していました。

それでは、中途半端にしか体温が上がりませんから、がん細胞を殺しきることはできません。結果的に、がんは殺しきれないけれども、カロリーは失う……という事態に陥り、効果を得られないどころか、急激に体力を落とされた患者さんもいました。

当時の患者さんのことを思うと、本当に申し訳ないのですが、そうした非常に心苦しい経験を経たからこそ、体温を上げることががんに効くからといって、全員が対象になるわけではないという教訓を得ました。

ですから、温熱療法を行うかどうかは、負荷に耐えられるだけのエネルギーを摂ることができるか、失った水分を補給できるか、で判断しています。

また、免疫治療は、以前は治療の要として、基本的にはどの患者さんにも勧めていました。しかし、最近では免疫治療を併用しないことも増えています。

免疫治療を行うかどうかの選択は、一つには経済的な問題があります。1回27万円（当院の場合）で基本的に6回以上行いますから、経済的な観点から見送ることがあるのも事実です。

また、最近では咽頭がんや食道がんが増えています。これらのがんは、面積が小さいうえに、ほとんどが表層部にできる扁平上皮がんです。そのため、NK細胞を点滴で投与するよりも、がんがある部分に直接注射で打つほうが治療成績が良くなりつつあります。さらに、遺伝子治療薬の直接投与や抗酸化ドリンクや安定ヨウ素水を使ったほうが有効な場合もあります。

免疫治療は肝臓やすい臓などの体の奥にある臓器には非常に効果が大きいのですが、咽頭がんや食道がんのような身体の浅い部分に局所的にできたがんに対しては効率的な治療とは言えません。ですから、体内のどの部分にできたがんなのか、経済的な負担は可能かが判断材料になります。

免疫治療を行うと決まったら、何回くらい、どのくらいの頻度で行うかも検討します。そして、採血をして、NK細胞を培養する準備に入ります。

こうした検討・準備を経て、具体的な治療プランをつくり、実際の治療に入っていくというのが、当院での大まかな流れです。

効果が現れる目安は3カ月

治療が始まったら、最初に立てたプランに沿って進めていくわけですが、1カ月ごとに効果を確認します。超音波エコーやCTなどの画像を撮って、治療がうまくいっているかどうかを客観的に判断する。うまくいっているようであれば、そのまま進め、効果が認められないようでしたら、別の治療法に変えたり、量を増やしたり、より良い方法を検討します。

ただし、たとえ治療がうまくいっていても、1カ月では、がん細胞が画像上消えることはほぼありません。抗がん剤の場合、うまく当たれば、がん細胞のDNAや細胞膜をパチンと弾いて死滅させてくれますが、私が推奨しているのは、免疫細胞にパクパクとがん細胞を食べてもらうという緩やかな治療です。ある一定のところまでいけばストンとがん細胞が減りますが、そこまで至るには最短でも1カ月はかかります。長ければ、2、3カ月かかります。

ですから、治療を行うにあたっては、「3カ月の時間をください」と患者さんに伝えています。「治療効果が出ているというエビデンスを出すには3カ月かかりますから」と。

最初の3カ月間は、サプリメント、遺伝子治療、免疫治療、温熱療法を組み合わせ、非常に濃厚に治療を行います。そして3カ月経って、治療効果が出ていることがわかり、ある程度めどが立ったら、取捨選択していきます。

まず、外すのが遺伝子治療です。また、スタート時には2週間に1回、あるいは3週間に1回行う免疫治療も、1カ月に1回程度に頻度を下げていきます。一方で、温熱療法は自宅（あるいは近くの抗酸化陶板浴）で続けていただき、サプリメントも持続します。

6カ月が順調に経過したら、今度は免疫治療もストップして、サプリメントと温熱療法のみで維持できるかどうかを試します。その二つで3カ月間、維持できるようであれば、次の3カ月（治療開始後9〜12カ月）で、毎日のサプリメントの量を適正量まで落とせるかどうかをみていきます。

そうやって1年ほどかけて、普通の生活ができるようにし、「もう大丈夫」と言えるまでにもっていくのが目標です。

治療にかかる費用は？

費用は、当然、治療プランによって変わります。最も濃厚な治療になる最初の3カ月間は費用も高くなりますが、それ以降は、治療内容に応じて基本的には減っていきます。

ここでは、免疫治療、遺伝子治療、温熱療法、サプリメントのすべてをフルに行った場合を想定して、かかる費用を紹介しましょう。実際は、すでに説明した通り、患者さんの状態や希望（経済状況も含め）に応じて、治療の組み合わせは変わります。すべての患者さんが免疫治療、遺伝子治療、温熱療法、サプリメントをフルに行うわけでは決してありません。

また、これらはすべて自由診療です。ここで紹介する費用は当院での金額ですので、治療を受ける医療機関によって異なります。

まず、免疫治療は1回27万円です。免疫治療は、基本的に1クール6回行います。というのは、6回続けることで生存率が上がるという研究結果があるからです。その研究結果を根拠として、「最低6回はやりましょう」というのが、一般的になっています。

1回27万円で、1クール6回ですから、27万円×6＝162万円かかります。

次に、遺伝子治療は、1回16万2千円です。遺伝子治療は3〜5回行います。5回治療を行ったとすると、81万円。

温熱療法は、毎日自宅で行えるように装置をご購入いただいている患者さんもいます。3章で紹介したように、2種類の装置があり、小型のドーム状のものが30万円、毛布型が

60万円です。陶板浴に行く場合は、1回1000～2000円程度でしょう。

さらに、サプリメントが月5～10万円で、3カ月間では15～30万円ほど。

ですから、免疫治療、遺伝子治療、温熱療法、サプリメントとすべてを最大限に行った場合、最初の3カ月間で300万円ほどかかります。患者さんには「上限で300万円ほどかかることがあるので、最初の3カ月間は1カ月100万円ほどご用意していただかなければいけないかもしれません」と、お話ししています。

ただし、これはすべての治療を行った場合の金額です。患者さんの状態によって、必要な治療は変わりますので、上限がこのくらいと考えていただければと思います。

では、4カ月目以降はどうでしょうか。毎月100万円を払い続けるとなると、大変な負担になります。続けられる人は少ないでしょう。しかし、4カ月目以降、遺伝子治療は不要になりますし、免疫治療も2、3週間に1度から1カ月に1回、あるいは2カ月に1回ペースに変わります。温熱療法は装置を最初に購入いただいたら、その後、費用はかかりません。電気代くらいのものです。

そうすると、あとはサプリメント代がかかる程度ですから、3カ月で50万円程度になります。さらに治療開始から半年過ぎ、順調に経過すれば、免疫治療もストップし、次第にサプリメントの量も少なくなりますから、基本的には4カ月目以降はすべて合わせても年間100万円程度です。

お金のことは、最初にご相談のご連絡をいただいた時点で、早めにお話ししています。治療を受けるかどうかを考えるときに、どうしても無視できないポイントだからです。そして、経済的にどうしても無理なのに、「こんな治療があります」という説明を延々と聞いても、患者さんにとって精神衛生上よくありません。

ただし、前述した金額は、繰り返しになりますが最善の治療を最大限に行った場合のものです。経済的なゆとりはないけれど、保険適用の治療ではもう難しいと言われ、私たちのクリニックでの治療を希望される患者さんには、135ページで紹介した宮崎さんのように、その方にご負担いただける範囲で、できる治療を行っています。1カ月2万円程度のサプリメントで治療を継続し、状態が安定している人もいらっしゃいます。

また、お金というのは、治療を始めたあとでも問題になる大きなポイントです。

私が末期がんの治療に取り組み始めた当初は、全額後払いで、治療を行っていました。通常の保険診療と同じです。治療を受けたあとで、領収書を渡されて支払いをするというのが、日本の病院のスタイルですよね。

私も最初は一般的な病院と同じ後払いで治療を行っていました。ところが、治療の結果にかかわらず、費用を払ってくれない患者さんが続出してしまいました。生きるか死ぬかというときには「お金は払いますから、なんとか助けてください！」と言っていた患者さんや家族が、治療で良くなると途端にごねはじめるのです。「これからも人生が続くとなったらお金も必要です！　そんなに払えません！」と。

そこで、今度は、前払いに変えました。ちなみに海外の病院では、ほとんどが前払いです。治療費を支払わなければ治療を受けられないという国は多いのです。

治療後にごたごたするのは嫌なので、「こうしたプランで治療を行うと、いくらほどかかると思います」と事前にお伝えして、預り金としていったん預かり、余った分はお返しして足りなくなったら不足分をいただくという方法に変えました。つまり海外の病院と同じ前払い方式です。

ところが、この方法もうまくはいきませんでした。やっぱり、治療の結果にかかわらず、「お金を返してほしい！」と、ゴタゴタしてしまうケースが多々ありました。せっかく治療はうまくいっても、お金の問題でもめると、お互いにすっきりしません。

こうした経験から、現在は月ごとにお支払いいただく方式を採っています。治療日と行った治療、それぞれの治療に対する費用を記した明細書をお出しして、月ごとにお支払いしてもらい、納得いただけたら次の治療ステップに進む、という形です。この方法だと、患者さんにとって、翌月どのくらいの費用になりそうかという予測も立ちやすく、現在のところスムーズにいっています。

がんと診断されたときに受け取れる保険も

最初の3カ月間は300万円ほど、4カ月以降は合計で年間100万円ほど――。そう聞いて、「高い」と感じたでしょうか。

確かに少ない金額ではありません。しかし病院で受ける医療と比べてどちらが高いかというと、実はあまり変わりません。むしろ、病院で受ける医療のほうが、実際にかかっている費用は高いかもしれません。

なぜなら、患者さんが自分で支払う金額は、かかっている医療費の一部です。一般的に、70歳未満は3割、70～74歳は2割、75歳以上は1割です。しかも、「高額療養費制度」と言って、自己負担額が約8万円（年齢や所得によって違います）を超えたら、超えた分は返ってくるという制度があります。

こうした制度の結果、患者さん自身が病院の窓口で支払う金額はそんなに高くありませんから、それに比べて自由診療は高いと感じるのでしょう。しかし、国家が支払っている金額を考えると、先ほど紹介した「3カ月間で300万円」という金額は決して高くはないのです。

最近では、民間保険を使って治療費をお支払いされる患者さんが増えています。私が末期がんの治療を始めた頃にはありませんでしたが、「がん診断給付金」と言って、がんと診断された時点で一定のお金を受け取れる保険サービスがあるのです。

以前は、「治療を行いました」という証明書を提出したら還付されるという流れでした。ところが、がん診断給付金の場合、がんだとわかった時点で100万円、200万円といった金額を受け取れるので、患者さんにとってとても頼りになるサービスです。私の患者さんのなかにも、こうした給付金を受け取り、治療費に使ったり、介護用のベッドを購入したり、〝支度金〟として活用されている方が多くいます。

そのほか、「リビング・ニーズ特約」や「前払い特約」など、死亡保険金の一部、または全部を生前に受け取れる制度もあります。リビング・ニーズ特約は、「余命6カ月以内」と告げられたときに受け取れるもの。前払い特約は、余命に関係なく、標準的な治療をすべて受けたけれど効果がなかった、全身状態が悪くて受けられる治療がない、効果が期待できる治療がない……といったときに受け取れるものです。

こうした保険は、やはり「いざ」というときに心強い味方になってくれます。がん保険、医療保険に入るときには、どういう条件でどのくらいのお金をもらえるのか、しっかり調べることをお勧めします。

保険によっては、治療にかかった金額が還付されるのは「指定の医療機関に限る」とされているものもあります。そうすると、指定されている医療機関以外で免疫治療や遺伝子治療などを受けても、一切、お金はもらえません。その点も気をつけてください。

末期がんでも家で治療ができる時代に

長崎のクリニックを拠点に末期がん治療を行っていた3年前までは、患者さんに長崎に来てもらって治療を行うというスタイルを採っていましたが、今は、在宅医療が基本になっています。そもそもクリニックに入院ベッドはありません。往診カバンを持って、定期的に患者さんのご自宅を訪問しています。

ただ、先ほど紹介した宮脇さんのように重度の貧血で輸血が必要になったり、状態が悪化したときには病院に入院して、体調を整えることも大事です。ですから、もともとの病院主治医とも、患者さんにはうまく関係を続けてもらっています。「抗がん剤などの治療は受けないけれど、体調を整えたい」という理由では受け入れてくれないことも多いため、私が頭を下げて入院を受け入れてくれる施設を探すこともあります。

最初の頃は、「こんな末期がんの患者さんを在宅で診るのは無謀すぎる！」「抗がん剤はどうのこうのといって、うちの病院での治療は先延ばしにしている患者さんを『お願いします』とは何事か！」「それでも、あんたは医者か？」と、病院の先生方からさんざん非難されました。今では理解して協力してくれる医師・病院もありますが、急に入院治療が必要になるとやっぱり頼み込んで入れてもらっています。

ところで、患者さんの自宅で治療ができるようになった背景には、「ＣＶポート」（皮下埋め込み型ポート）の存在があります。皮膚の下に百円玉くらいの大きさのポートを埋め込み、そこから薬剤や栄養剤を投与して使います。

ＣＶポートがあれば、口から食べられないときにもサプリメントを投与することができます。一般の中心静脈カテーテルは厳重な管理が必要なため、入院治療が基本ですが、ＣＶポートであれば管理が容易なので自宅での治療が可能です。使い方さえ教われば、患者さん・家族でも使いこなせるのです。

末期がんの患者さんたちを在宅で診られるようになったのは、このＣＶポートが最大のポイントだと、私は思っています。患者さんにとって自宅にいられるというのは、やっぱり大きいことです。

ただ、往診で、しかも全国さまざまな場所に往診カバンを下げて出かけている今の診療スタイルでは、一度に診られる患者さんはせいぜい15人ほど。末期がんの治療法を確立して広めることがもともとの目的なのですが、私一人ではこれ以上数は増やせません。入院設備を持つということも検討していますが、同じような志を持って治療にあたってくれる同志が増えれば、と願っています。

第6章

2人に1人が、がんになる時代に知るべきこと

遺伝体質を抜きに予防法は語れない

ここまで末期がん治療のことを中心に考えてきましたが、この章では、がん全般に目を向けて、がんを予防する方法、がんを早期発見する方法について考えましょう。

がんという病気は、すっかり身近なものになりました。この本を手に取ったということは、ご自身、あるいはご家族ががんにかかったのかもしれません。そうではないとしても、職場の同僚や先輩、友人、近所の人など、まわりを見回せば、必ずがん経験者に遭遇するでしょう。

なぜなら今は、2人に1人、あるいは1・5人に1人ががんになると言われる時代。「がんになった人を知らない」人のほうが珍しいのです。

がんの予防法というと、「タバコを吸わない」とか、「飲酒は適度に」といった生活習慣が指摘されます。しかし、2人に1人、1・5人に1人ががんになるということは、言ってみれば、ほとんどの人が一生に一度はがんになるということ。そう考えると、果たして予防は可能なのか……という素朴な疑問にぶつかります。

一方では、ほとんどの人ががんになる時代にもかかわらず、タバコを毎日スパスパと吸っていてもがんにならない人、暴飲暴食の毎日を続けているのにがんにならない人もいます。不思議に思いませんか？

こうしたことを考えると、やっぱり遺伝子の影響が大きいということを認めないわけにはいきません。これからは、がんも含めて、遺伝子の作用、遺伝的体質を抜きに病気の予防法について語ることはできないと思います。

生活習慣病の代表である糖尿病だって、毎晩お酒を飲んで、ボリュームのある食事を毎日とっていても糖尿病の遺伝的素因がなければ、糖尿病にはなりません。ところが、遺伝的素因のある人は、多少、食べたいもの、飲みたいお酒をがまんして過ごしていてもなることがあります。

太りやすい、太りにくいといった体型を考えるとよりわかりやすいでしょう。気にせず食べても太らない人もいれば、ちょっと食べ過ぎると太る人もいる。それは、やっぱり遺伝的体質の違いなのです。

がんについても、21世紀の予防法を考えるときに、遺伝的体質を無視して、一律に「〇〇してはいけない」「〇〇しなさい」というのは無意味でしょう。全員に同じことを要求しても、その人にとって切実な理由がないものは続かないでしょうし、予防効果はあまり期待できません。

私は、個人の遺伝子に基づいた予防法を築いていかなければ、本当の意味での予防にはならないのではないか、と考えています。

安易な遺伝子検査に潜む危険

では、自分の遺伝的体質を知るにはどうすればいいのか——。

今、ごくごく簡単な検査で、「病気になりやすい体質」を調べられるようになっています。私も8年ほど前に遺伝子検査の会社の立ち上げに携わりましたが、当時から比べると、遺伝子検査を行う会社はずいぶんと増えました。そして、より手軽になっています。

インターネットで「遺伝子検査」と入力して検索すると、かなりの数がヒットします。たとえば、専門のキットに唾液を採って郵送すると、病気のなりやすさや体質が調べられるというもの。ある商品は、3種類のメニューがあり、一番検査項目が多いものは、38種類のがん、19種類の生活習慣病、93種類のその他の病気に関するリスクと、体質に関する130項目という全280項目が調べられて、3万円弱という価格設定です。

他の遺伝子検査サービスも同様で、唾液を採るとか、綿棒のようなもので頬の内側をこするといった簡単な方法で検査をすることができます。手軽で価格もリーズナブルになったので、遺伝子検査というものがより身近になってきました。

しかも「病気のなりやすさを調べる」と聞くと抵抗があるかもしれませんが、「肥満のタイプを調べる」「アルコールに対する感受性を調べる」といったものであれば、より気軽に受ける人は多いかもしれません。

私は、これからの時代は遺伝子が示す体質に基づいて、がんをはじめ、すべての病気の予防医学を考えなければいけないと思っていますし、実際にそういう方向に進んでいくだろうと考えています。

ただし、注意してほしいのは、遺伝子情報は非常にセンシティブな情報であるということ。現時点では、遺伝子情報を誰が管理し、どう扱うかということについて、コンセンサスは得られていませんし、明確な規定もありません。

そうした状況下で遺伝子検査を受けるということはリスクもあることを認識しておくべきです。たとえば、がんになりやすい体質、糖尿病になりやすい体質といった情報は、生命保険に入るときに不利になるかもしれません。あるいは、就職、結婚の際に不利になるかもしれません。

遺伝子情報は、一般の方が思っている以上に、悪用されると困る情報です。銀行口座にいくらの貯金があるといった情報も、非常に個人的な情報ですが、遺伝子情報はそれ以上に他人に知られたらまずい。なぜなら、自分だけの問題ではないからです。

遺伝子情報は親から子へ受け継がれますから、万が一、情報が漏えいした場合、自分の子どもや孫、ひ孫……と代々、不利益をこうむる可能性があります。遺伝子検査を受けるということは、自分にとってそれほど重要な情報を、企業に渡すということです。検査を受けるときには、そこまで考えて判断してください。

繰り返しになりますが、今後、がんの予防法を考えるには遺伝的体質を知ることが必要だとは思います。ただし、現時点では情報の取り扱いに関するルールが徹底されていないため、安易な遺伝子検査の利用はリスクもはらんでいることを忘れてはいけません。

1割のがんは遺伝で決まる

ここまで、本当の意味での予防を考えるには個人の遺伝的体質をふまえて方法を考えるべき、ということを書いてきました。なかでも全体の1割ほどのがんは、遺伝性の強いがんで、「遺伝性がん」と呼ばれます。

がんができてしまう原因についておさらいしましょう。2章で、無数の発がん因子によって細胞の遺伝子が傷つけられ、コピーミスが起こった結果、「発がん遺伝子」が作動された細胞が生まれてしまうことが、がんの始まりと説明しました。これは、年齢を重ねるにつれて、遺伝子が傷つくという後天的な遺伝子変異です。

ところが、遺伝性がんは、先天的に遺伝子に変異があるために生じるがんなのです。多くの場合、細胞ががんに変わるのに「待った」をかける「がん抑制遺伝子」が、生まれつき変異を起こしています。これは、親から子へ遺伝するがんです。

よく「がん家系」という言葉を使いますよね。家族や親戚にがんの人がいると、「がん家系」と言ったりしますが、実際は、遺伝性のがんは、がん全体の5～10％程度です。

ところで、がん抑制遺伝子には、数十種類あることが知られています。どのがん抑制遺伝子に変異が起きているかによって、現れやすいがんの種類は変わります。

たとえば、「APC」というがん抑制遺伝子に変異がある場合、大腸全体に100個以上のポリープができる「家族性大腸腺腫症」という病気を起こしやすく、この状態を放っておくと、高い確率でがんになります。

また、「MLH1」「MSH2」「MSH6」「PMS2」という四つのがん抑制遺伝子のうち、一つに変異がある場合、「リンチ症候群」といって、大腸がんなどのがんを発症しやすいことがわかっています。ちなみに、リンチ症候群の「リンチ」は、この病気を発見したリンチ博士の名前からつけられたものです。

もう一つ、「BRCA1」「BRCA2」というがん抑制遺伝子の変異が原因で生じる、遺伝性乳がん・卵巣がんも有名です。

欧米のデータでは、BRCA1遺伝子の変異がある場合、一生のうちに乳がんを発症する確率は65〜80%、卵巣がんを発症する確率は37〜62%、BRCA2遺伝子の変異がある場合、乳がんを発症する確率が45〜85%、卵巣がんを発症する確率が11〜23%と言われています。つまり全員ではありませんが、一般よりも高い確率でがんを発症します。

そして、遺伝性乳がんの場合、両方の乳房にがんを発症する確率も一般に比べると高く、また、乳がんと卵巣がんの両方にかかる確率も高くなります。

「APC」遺伝子の変異にしても、「MLH1」「MSH2」「MSH6」「PMS2」遺伝子の変異にしても、「BRCA1」「BRCA2」遺伝子の変異にしても、親から子へ遺伝する確率は50%です。

- 家系内に若くしてがんにかかった人がいる
- 家系内に何回もがんにかかった人がいる
- 家系内に特定のがんが多く発生している

こうしたことに心当たりがある方は、いわゆる「がん家系」であって、遺伝性がんのリスクが高いと言えます。気になる方は、医療機関でがんの遺伝子検査や遺伝カウンセリングを受けることが可能です。一度相談してみるといいでしょう。

予防手術の是非は20年後にならないとわからない

「BRCA1」「BRCA2」遺伝子と言えば、2013年にハリウッド女優のアンジェリーナ・ジョリーさんが遺伝子検査で陽性となって、予防のために両方の乳房を切除する手術を受けたということを公表し、日本でも関心を集めました。その後、2015年に入って、卵巣と卵管も摘出したとニュースで聞きました。彼女の場合、約10年間に及ぶ闘病の末に母親を56歳という若さで卵巣がんで亡くしたことが、遺伝子検査を受けるきっかけだったたそうです。

実はアンジェリーナ・ジョリーさんの前にも、イギリス人女性が同様の予防手術を受けて「ニューズウィーク」誌に載りました。10年ほど前だったと記憶しています。

彼女らのように、家族に乳がんや卵巣がんにかかった人、特に若くしてかかった人がいて、自分も「BRCA1・2」遺伝子の検査を受けたら陽性だった……という場合、がんになりたくないから、乳房を手術で取ってしまうというのは、確かに合理的な行動と言えるでしょう。ただし、それで本当に予防ができるか、絶対に発症しないかと言うと、「まだわからない」というのが本当のところです。

なぜなら、遺伝子検査で陽性になって予防のために乳房の切除手術を受けた人を10年、20年、30年……と、追跡したデータはまだないからです。

さらに、日本人と欧米人では乳房の大きさも違いますし、遺伝子のかかわりも違います。BRCA遺伝子の変異があっても、日本人の場合、白人に比べて、がんを発症する確率はかなり低いと言われています。遺伝子検査で陽性だったとしても、100%がんを発症するわけではありません。ですから、予防のために切除するのが正しいとも言えないのです。

そもそも、何万年にも渡って乳製品を食べてきた欧米人と、魚やお漬物、味噌汁などを毎日食べてきた日本人では、体質がまったく違ってくるのは当たり前のこと。同じ遺伝子変異を持っていても、結果が同じとは限りません。

もしかしたら、日本人の場合は、欧米人とは違う遺伝子のほうが強く関与している可能性だって十分にあります。同じ遺伝子でも、違う変異がかかわっているということも。

いずれにしても、人種が違えば結果も変わり得るし、そもそも10年後、20年後のデータはまだないという現時点では、予防のために手術を受けるというのは時期尚早かなと私は考えています。それよりもがんができたらなるべく早く見つけて、きちんとした対応をすることのほうが有用でしょう。

遺伝子検査で本当の早期発見が可能に

国立がん研究センターは、2014年、すべてのがんを超早期発見できるシステムを2020年をめどに構築して保険診療に組み込むよう努力します、と記者会見を行いました。今の画像診断と腫瘍マーカーでは、がんの診断には限界があります。ある程度の大きさにならなければ、画像上、がんを見つけることは難しい。一方、腫瘍マーカーは、正確性に乏しく、がんではないのにがんと診断されたり、がんを見落とされたりといったことが多々あります。

その点、遺伝子検査であれば、がんがまだ小さくても、傷ついた遺伝子は血液に漏れ出てくるので、発見することができます。非常に合理的で、正確な検査です。

実際、消化器系のがんに関しては遺伝子を調べることで早期発見ができるようになりつつあります。遺伝子検査を使ってがんの超早期診断を行っているクリニックは全国に増えていますし、信頼性も高く、実績を上げています。

ただ、現時点では「消化器がんに関しては」「このタイプのがんに関しては」といった条件付き。すべてのがんを網羅するというところにまではまだ至っていません。

国立がん研究センターがめざすのは、もっと網羅的な早期診断ですから、5年後に期待したいと思っています。

誰もが注意すべきは、毎日の食事に潜む発がん性物質と低体温

ところで、病気の予防を考えるうえで個人の遺伝子情報はとても大切ですが、その前に考えなければいけない、予防医学の基本があります。それは、毎日の食事です。

「毎日の食事」と言うと、野菜をたくさん食べているか、脂っこいものを食べ過ぎたらいけない……といったことを想像されるでしょう。しかし、その前に、もっと基本的な落とし穴があります。

毎日の食事に伴って、知らず知らずのうちに、たくさん摂り入れてしまっている「食品添加物」です。

日本は、とても食品衛生に厳しい国です。少し前に中国の工場で、床に落ちた肉を拾って入れている映像が流れ、「えー、ひどい！」と、非常に話題になりましたが、日本では

まず考えられないことです。食中毒を起こさないように、食品の色が変わらないようにと、各企業は努力をしています。

そのことは一見とてもいいことのように思えますが、その反面、保存料や着色料、酸化防止剤などが多用されているという実態もあります。食中毒が起こらないように、日持ちするように、色つやをよくするために……と、日本の食品は厳しく管理されていますが、それを支えているのが、化学物質なのです。

私は以前に産業医をしていた、ある食品メーカーの工場で、製品をつくる過程を見学させてもらったことがあるのですが、「こんなにもどばどばとクスリを入れるのか！」と驚きました。

スーパーやコンビニで売られている商品のなかには、昔だったら2、3日置いていたらすぐにカビが生えていたような食べ物でも、1週間くらい放っておいてもカビも生えないというものも。それは、食品衛生のために企業が努力したからと言えるかもしれませんが、それだけかなりの濃度の保存料が入っているということです。

いつの間にか、日本は、世界でもトップクラスの食品添加物漬けの国になっています。

そのことが現れている一つが、育児における母乳とミルクのこと。「赤ちゃんにとってはミルクよりも母乳がいい」と、よく言われますよね。確かに、母乳は、栄養のバランスが良く、アレルギーを予防する免疫物質も入っています。一方で人工的につくられたミルクは、免疫物質が不足しています。

ですから、私がアレルギーの研究をしていた頃には、母乳育児で育てた子どもとミルクで育てた子どもを比較すると、母乳で育てた子どものほうがアレルギーの発症率は低いという結果が必ず出ました。ところが、最近では、その傾向が逆転しています。ミルクで育てた子どものほうが、アレルギーの発症率が低いのです。

その原因が、日々の食べ物です。添加物たっぷりのものを毎日食べていると、母乳の中にも悪いものが出てしまいます。だから、母乳のほうが成績が悪くなっている。そのため、専門家の間では「母乳のほうがいいですよ」とは、安易に言えなくなっています。

食品衛生を支えている食品添加物のなかには、発がん性のあるものが多くあります。

私は、遺伝子うんぬんの前に、誰もが考えなければいけないがん予防は、体に良くない添加物をなるべく避けるということだと思っています。これは、あらゆる病気予防の基本です。

極端なことを言えば、中国のように衛生管理が不十分なところでつくられた食べ物は、食中毒を引き起こすかもしれませんが、食中毒の場合、下痢や嘔吐などで毒素は体の外に出ていきます。添加物だらけの食べ物を日々摂りつづけている多くの日本人の食事と比べて、どちらがベターかと考えると、むしろ日本の食品のほうが怖いのではないか、と思ってしまいます。

最近では、がんの若年齢化も気になります。昔よりも若くしてがんにかかる人が増えているのです。特に女性のがんが低年齢化してきています。

がんができて、検査で見つかるような大きさになるまでには通常、20年ほどの年月がかかります。若くしてがんが見つかるということは、もっと若いときにがんができ始めたということです。

食品添加物の問題と、もう一つ、予防医学の基本として気をつけてほしいのは低体温です。これもがんに限ったことではなく、あらゆる病気に関連しています。

たとえば糖尿病になりやすい遺伝子を持っていても、食生活がちゃんとしていて体温が高い人は糖尿病にはなりません。なぜ、体温が関係するのかと言うと、「体温が保たれている＝正常な代謝を保てる」ということだからです。糖尿病の遺伝子で不利なことが起こっても、酵素が働いて、〝お掃除〟してくれます。

ところが、体温が下がってくると、酵素のなかの〝お掃除部隊〟が正常に働かなくなるのです。

ですから、がんに限らず、さまざまな病気の重度の人は、ほぼ例外なく体温が低い。低体温のために、遺伝子が引き起こす不利な状況を他の細胞が補うことができないのです。

体温は、36・2～36・6度が最適と言われています。これ以上高くても、酵素の活性は同じです。同じ酵素活性なら、それ以上体温が高ければムダにエネルギーを使うことになります。だから、高すぎるのも良くありません。

若い女性のなかには、毎日短いスカートをはいて、お風呂はシャワーですませるという、身体を冷やす生活をしている人が結構います。以前、ある会社で調査を行ったところ、20代の女性の7～8割が36度未満でした。

食事に潜む添加物に気をつけること、身体を冷やさないことは、今すぐにできるがん予防です。しかも、がんに限らず、あらゆる病気に共通する予防法です。ぜひ若いうちから意識してもらえれば、と思います。

あとがき

私は、手術・抗がん剤・放射線というういわゆる「標準治療」と呼ばれる治療ではない医療を行っています。

ステージ3、4の進行・末期がんの患者さんの治療に携わるようになったのは2008年からなので、7年ほどが経ちました。この7年で診させていただいたがん患者さんは500人超に上りますが、おひとりおひとり、不思議なほどよく覚えています。

この本のなかでも、6人の患者さんのお話をご紹介しました。みなさん、「同じような境遇のがんの患者さんに、希望があるということを知ってほしいから」と、本名でのご登場を快くお引き受けくださった方々です。改めてこの場でお礼を申し上げます。本当にありがとうございました。

2年前までは長崎のクリニックを拠点に、滞在型で治療を行っていました。わざわざ長崎まで来ていただくのは患者さんにとって大変ですが、治療を始めた当初は、患者さんの治療のデータをしっかり取りたいという想いがあったので、あえて長崎に来ていただいて、治療に専念してもらっていました。私のところで治療を受けながら、別の医療機関で抗がん剤治療を受けたり、独自に食事療法を行ったり……という状態では、治療そのものの効果がわからないからです。

おかげさまで、遺伝子治療、免疫治療、温熱療法を組み合わせた複合的治療で、末期がんでも2年生存率6割という治療成績を得られるようになり、次は「治療法を広める段階」と考え、2013年1月、拠点を東京に移しました。その結果、予期していなかったのですが、最新のサプリメントの情報が集まるようになり、遺伝子、免疫、温熱の各治療にサプリメントを加えた四つを柱にした複合的なものに進化しました。

私は、治療を選ぶときには、①効果があるのか、②辛くないか、③費用はどのくらいかかるか——の3点を考えてほしいと患者さんにお伝えしています。サプリメントという選択肢が加わったことで、効果はもちろん、費用という面でも患者さんの負担を軽減できるようになりました。

サプリメントに関しては、その後も有力なものがいくつか出てきています。たとえば、この本のなかではふれていませんが、私が今、注目しているものの一つが「CBD」という大麻草に含まれる成分です。「大麻」なんて言うと、「え?」と思うかもしれませんが、CBDは、がんの痛みに劇的にかつ迅速に効くことが報告されています。

がんの緩和ケアというと、医療用麻薬がよく使われますが、医療用麻薬の場合、確かに痛みは取ってくれるものの、一方で免疫を極端に下げてしまうのです。その点、ＣＢＤは痛みに効くだけではなく、免疫を上げる作用もあるため、「がんが治った」という報告もあります。

私も骨転移のある患者さんなど、痛みのある方に使い始めていて、良い効果を得ています。まだ研究中ですが、今後、有力な治療法の一つになるのではないかと期待しています。

この本は、がんの患者さんやそのご家族に、「あきらめる前に、こういう治療もあるということを知ってほしい」という想いで書きました。さらに言えば、医師や医学者にもぜひ読んでほしいと思っています。そして、この複合的治療を検証し、科学的反論があればもちろん真摯に受け止めますし、賛同してくれる医師がいれば、喜んでノウハウをお伝えします。協力は惜しみません。

私ひとりで対応できる患者さんには限界があります。責任を持って対応できるのは、どんなにがんばっても、せいぜい15人ほどでしょう。しかし、日本では毎年約40万人もの方ががんで亡くなられています。

日本で新たにがんにかかる患者さんは、年間90万人ほど。一方で、40万人もの方ががんで亡くなっている。つまり、「がんは治る病気になってきた」と言われつつも、いまなお半数弱のがん患者さんが亡くなっているのです。

遺伝子治療、免疫治療、温熱療法、サプリメントという複合的治療がもっと多くのがん患者さんに届けられれば、日本全体のがんの治療実績が変わるでしょう。今は自由診療という形でやっていますが、良いデータが得られれば、将来的には保険診療に組み込まれるはずです。その過渡期だと思っています。がん医療の現場で、「このままではいけないんじゃないか？」「もっと良い治療法があるのではないか？」と、疑問を抱いている先生は少なからずおられるはず。この本を手に取って、治療法に興味を持ってくださる先生が一人でも多くいることを願っています。

最後になりましたが、前作『末期がん、最後まであきらめないで！』を発刊してから5年が経ちました。その間の治療技術の向上は、本文に記した通りです。今回の出版に関しては、橋口さん（ライター）、川北さん（元ＰＨＰ研究所理事）、薗部さん（産学社社長）に大変お世話になりました。この場を借りて、謝辞申し上げます。読者の皆様、またその周りの方々のご健康を願って、筆をおきます。

２０１５年６月

白川太郎

【著者紹介】

白川太郎（しらかわ・たろう）

東京中央メディカルクリニック理事長。医学博士。

1955年　大分県生まれ。
1983年　京都大学医学部卒業（医師免許取得）。
1991年　オックスフォード大学医学部内科留学。
1995年　大阪大学医学部にて医学博士号取得。
1995年　オックスフォード大学医学部呼吸器科講師。
1999年　ウェールズ大学医学部大学院実験医学部門助教授。
　　　　中国第4軍医科大学付属西京医院呼吸器科客員教授。
　　　　南京医科大学国際鼻アレルギーセンター分子アレルギー学部門客員教授。
2000年　京都大学大学院医学研究科教授。
2006年　臨床研究に主眼を置き、臨床医学現場に。
2008年　長崎県諫早市にユニバーサルクリニックを開設、院長就任。
2013年　統合医学医師の会会長、NPO法人統合医学健康増進会理事長就任。
　　　　銀座に医療法人白金会東京中央メディカルクリニック開設、理事長就任。

本書についての御感想・お問い合わせ等につきましては
以下のアドレスへ御願いいたします。
info@sangakusha.jp

「がん」の非常識　がんの正体がわかれば末期がんも懼《おそ》れず

初版1刷発行●2015年　7月10日
　　6刷発行●2023年12月10日

著　者
白川太郎

発行者
薗部良徳

発行所
㈱産学社
〒101-0051 東京都千代田区神田神保町3-10 宝栄ビル　Tel. 03(6272)9313　Fax. 03(3515)3660
http://sangakusha.jp/

印刷所
㈱ティーケー出版印刷

ISBN978-4-7825-3398-7　C0030